新・予防接種へ行く前に
改訂新装版

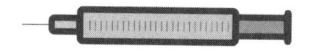

ワクチントーク全国編

ジャパンマシニスト社

装幀　高橋潤子

はじめに

　このたび改訂をするはこびとなった本書は、もともとは厚生労働省が親向けに配っていた『予防接種と子どもの健康』というパンフレットの「攻略本」としてつくられました。1995 年、小児科医の毛利子来さんの提案により、ワクチン行政に疑問を持つ者、副作用被害児の家族などが集まり、予防接種についての理解を深め、あのパンフレットが伝えていること（隠していること）を、どのように読み、使いこなしたらよいか？──そういうことに役立てるための「手引書」が必要という考え方から生まれたものです。

　パンフレットは、現在では財団法人予防接種リサーチセンターに発行元を変えましたが、あいかわらず予防接種をかならず受けなければならないという立場から書かれているので、受ける側の疑問とか不安とか迷いに、十分にこたえるものにはなっていません。

　予防接種法の改定などを受け、私たちは改訂をく

り返してきました。2009 年には新型インフルエンザのパニックが起こり、国をあげてのキャンペーンがくり広げられました。近年では、ヒブワクチンや肺炎球菌など新しいワクチンも登場し、ワクチンがいかに大切かと、病気のおそろしさが強調されるようになりました。いまこどもたちは、かつてない種類、回数のワクチン接種をすすめられています。また、子宮頸がんワクチンでは、副作用に苦しむ少女たちがたくさん出ています。

　「ワクチンをすすめるマスコミや研究者の声には、多くの落とし穴が仕掛けられてもいます。病気への恐怖をあおったり、予防接種の効果を過大視したり、副作用を軽視したり目立たないようにしたり。かなり巧妙です。それらにだまされないようにしなければなりません。ですから、この本はあくまで、『予防接種を受ける側』の立場にたって、手に入るかぎりの科学的真実を提供しようとつとめました。

ただ、予防接種には複雑で未解明のところがたくさんあります。個々のこどもや親や医師によっても、考え方にちがいが出てくるはずです。

　ですから、この本といえども、絶対視しないでほしいと思います。」（『厚生労働省「予防接種と子どもの健康」攻略本』「この本の使い方（毛利子来）」より）

　本書をじっくり読まれたうえで、受ける・受けない・なにを受ける……判断するのはみなさんです。でも、近年加速する、あやまったワクチン行政、ふくれあがるワクチン市場を前に、いま、私たちは「必要のないワクチンはいらない」「すすめられるままに打たないで」と大きな声でメッセージを伝えることすらむずかしくなっています。

　毛利子来さんが発し続けているメッセージが、みなさんに届くよう願っています。

2015 年　編者一同

受ける側と受けさせる側との 考え方のちがい

たとえば10万人に1人の死亡事故が起こるワクチンだと、接種する側からすれば0.001%の事故発生率です。しかし、事故にあったこどもや親にとっては、100%の発生率です。死亡や重い後遺障害は少ないですが、39度以上の発熱で入院するケースは比較的ひんぱんに起こっています。また、いったんは治ったように見えても、後に障害が出てくる可能性がある場合も、指摘されています。

予防接種による被害の悲劇性は、親がこどもによかれと思い、自分の手で抱えて連れて行き、その結果、障害者にしたり、死なせたりすることです。予防接種さえしなければ、このような悲劇にはあわなかったでしょうし、そのワクチンで防ごうとした感染症にかかり死亡する危険性も、小児感染症の年齢別死亡者統計をみると、非常に低いと思われます。

そもそも「病気にかからないように」といって接種したワクチンで、ふつうの状態では起こらない、不自然な病気にされるのでは、契約違反です。ダイニングキッチンのリフォームを頼んだら、家を壊されたといったようなことです。感染症にかかるのは自然現象で

す。しかし、予防接種の被害は、国家や医師によって
なされた加害行為です。根本的に質がちがいます。

　法的にも、医師は、病気治療中に、患者の身体に
ある程度の害をあたえることはやむをえないこととし
て許されていますが、それでも最近は、医療過誤とし
て、しばしば問題にされる時代です。まして、健康な
こどもを、殺したり病気にしたりする行為は、一般に
は認められていません。ところが、予防接種にかぎ
り、国は認めているのです。予防接種の対象は、1950
年以前の、感染症による死亡者が何千人、何万人もい
た時代とはちがうのです。予防接種がある感染症によ
って、こどもが亡くなることがほとんどなくなった現
在、予防接種のあり方を根本的に見直す必要があります。

　受ける側は、こどもの健康状態をよく考えて、この
ようなばからしい被害には絶対にあわないようにしま
しょう。

　これが受ける側の考え方です。

ワクチントーク全国、元全国予防接種被害者の会事務局長

藤井俊介

もくじ

第1章　うつる病気とワクチンとこども

第2章　ワクチン別アドバイス

第3章　副作用かな、と思ったら

名前		性別	年令	歳
住所〒				
職業		TEL		
●生協や自然食購入団体などに入っていますか？	（名称			）

	書　　名	冊　数
注	ちいさい・おおきい　（　　　　号）	冊
文	おそい・はやい　（　　　　号）	冊
書		冊
		冊

ハガキをお送りいただくか、この面をFAXにて、お送り下さい。
FAX 042-860-5433

※ご記入いただいた個人情報の取り扱いには十分注意し、ご注文書籍の
発送および小社刊行書籍のご案内以外には使用いたしません。

320

読者のみなさまへ

この度は小社刊行書籍をお買い求めいただきありがとうございました。
このハガキは、小社刊行の関係書籍のご案内等の資料として活用
させていただきますので、ご記入をよろしくお願い致します。

●お求めの動機

1. 新聞・雑誌等の広告をみて（掲載紙誌名　　　　　　　　　）
2. 書評を読んで（掲載紙誌名　　　　　　　　　　　　　　）
3. 書店で実物をみて
4. 人にすすめられて
5. その他（　　　　　　　　　　　　　　　　　　　　　　）

●本書についてのご感想（内容、造本等）、今後の小社出版物に
ついてのご希望、編集部へのご意見などお書きください。

●ご購読の新聞・雑誌名

予防接種の種類 （予防接種法による分類）

＜定期接種＞

A類

・積極的勧奨をおこなう

・副作用認定された場合は予防接種法の救済制度で補償される

・麻しん、風しん、MR（麻しん・風しん2種混合）、BCG（結核）、DPT（ジフテリア・百日せき・破傷風3種混合）、DT、IPV（不活化ポリオ）、DPT‐IPV、PCV13（小児用肺炎球菌）、ヒブ、HPV2（ヒトパピローマウイルス2価）、HPV4（ヒトパピローマウイルス4価）、日本脳炎、水ぼうそう

B類

・積極的勧奨をおこなわない

・副作用は予防接種法の救済制度だが、任意接種と同等の補償となる

・インフルエンザ（65歳〜）、成人用肺炎球菌

＜任意接種＞

・副作用と認定された場合は、医薬品副作用被害救済制度で補償される

・おたふくかぜ、B型肝炎、A型肝炎、ロタ、定期接種の接種対象年齢以外の接種

＊上にあげた以外に、ヒブ・肺炎球菌・HPV（子宮頸がん）ワクチンは「事業接種」という任意接種の枠組みで、公費負担を3年間おこなった（補償は自治体加入の民間保険を導入）。

本書本文では、正式名称「HPV（ヒトパピローマウイルス）ワクチン」を、一般的に使われることの多い「子宮頸がんワクチン」と記しました。

第1章

うつる病気とワクチンとこども

赤ちゃんへの接種、
あせらないで

「こんなに打って、大丈夫？」

　赤ちゃんにすすめられる予防接種。種類も、回数も、急増しました。とくにお誕生から半年くらいまでは、接種スケジュールはびっしり。定期・任意すべての予防接種を受けようとすると、1歳までにその数は15～16回にものぼります。

　講演会などで出会うお母さん方から「私は2歳まで接種することはありませんでしたが、わが子には、なぜこれほどたくさんのワクチンが必要なの？」と質問を受けます。さらにその質問に続くのは、「小さな体に、こんなにワクチンを打って大丈夫？」という不安の声です。

　一方、「赤ちゃんのために（？）、お母さんのために（？）同時接種を」と小児科学会はすすめています。赤ちゃんへ接種する様子を動画に撮り、わざわざインターネット上で公開している小児科もあります。

　看護師や保護者に体をおさえつけられ、注射のた

びに泣き声をあげる赤ちゃん。その顔はみるみる真っ赤になり、しまいには声も出ないほど。つらいのはもちろん赤ちゃん本人ですが、その映像は私を苦しくさせます。

このように感情的なことをいうのは科学者としては失格でしょうか？　いえ、科学者だからこそ、耐えられないのです。必要があるならまだしも、そうではないワクチン接種で赤ちゃんに痛みをあたえ、体に異物を入れる……。そう、その子にとって、「必要がない」のに、です。

どうか、親ごさんたちはせめて、スケジュール通りに予防接種をこなさなくてはと、あせらないでください。

日本の社会で暮らすこどもたちは、もっと大きくなってから、予防接種が必要かどうかを吟味してもけっして遅くはありません。いま、一律に、打たなければならないワクチンはないのです。

乳児死亡率がだんとつに低い国、日本

予防接種をすすめる側の人たちは、日本は「予防接種後進国」だとし、「ワクチンギャップ」を解消するのが急務だと訴えています。先進諸国において一般に使われているワクチンが日本では使えない、

ワクチンがあっても高額といった理由で打ちにくく、病気になるこどもが絶えない、予防接種行政は世界から 20 年は遅れている……というのです。

　後進国だなんて、とんでもない評価です。この状況は、ワクチン副作用被害者、そしてそのご家族を中心にした、予防接種の安全を願う思いと行動がもたらしたものであり、本来なら、世界に向かって誇りにしていいことです。

　百歩ゆずって「後進国」と揶揄する人たちに耳を貸し、日本のこどもたちは本当に「ワクチンギャップ」のために危険にさらされているのか、みてみましょう。

　右ページの表をご覧になってください。乳児が危険にさらされているどころか、日本は世界のなかで、死亡率がもっとも低い国のひとつだということは一目瞭然です（ちなみに死亡率ゼロの国はありません）。

　また、厚生労働省がまとめる「人口動態統計」では、ここ数年の乳幼児の死亡原因は、ゼロ歳では先天性の疾患が1位、1歳をすぎれば不慮の事故が1位です。

　これが、「ワクチン後進国」といわれる日本の状況です。

【表1】新生児・乳児死亡率、国別順位

順位	国名	新生児死亡率 （1,000人出産当たりの人数〈2012年〉）
1	シエラレオネ	50
2	ギニアビサウ	46
2	ソマリア	46
4	アンゴラ	45
4	レソト	45
〜	〜	〜
171	韓国	2
189	アンドラ	1
189	アイスランド	1
189	日本	1
189	ルクセンブルグ	1
189	サンマリノ	1
189	シンガポール	1

＊平均値21

順位	国名	乳児死亡率 （1,000人出産当たりの人数〈2012年〉）
1	シエラレオネ	117
2	アンゴラ	100
2	コンゴ民主共和国	100
4	中央アフリカ共和国	91
4	ソマリア	91
〜	〜	〜
188	フィンランド	2
188	アイスランド	2
188	日本	2
188	ルクセンブルク	2
188	ノルウェー	2
188	シンガポール	2
188	スウェーデン	2

＊平均値35

（WHO世界保健統計2014年度版）

必要のないワクチンばかり

　くわしくは後の解説ページを読んでいただくことにして、現在、赤ちゃんにすすめられる予防接種をひとつずつ確認してみましょう。

　ＢＣＧ、結核のワクチンです。家族や地域に結核患者がいる場合はべつとして、すべての赤ちゃんに接種する必要はありません。

　4種混合は、破傷風、ジフテリア、百日せき、ポリオのワクチンです。①破傷風菌は、深い土中に潜んでいて、赤ちゃんが出会う機会はありません。②ジフテリアは、現在の日本ではほとんど見られない病気です。③ポリオは、国内では自然感染者は出ておらず、世界的にもかぎられた地域でしか報告がありません。④百日せきは、たまに流行がありますが、抗生物質も有効ですし、命にかかわる病気ではなくなりました。

　麻しん、風しんを混合した**ＭＲ**。どちらの病気も、いまも小さな流行はありますが、重い症状になるといわれる麻しんにしても、命にかかわる病気とはいえません。

　毎シーズン接種をすすめられる**インフルエンザ**。

効果もなければ、必要もありません。

　日本脳炎は、まれに発症者はいるけれど、命を落とす病気ではなくなりました。ましてこどもには、発症例はほとんどありません。

　近年導入された**ヒブ**と**肺炎球菌**はどうでしょう。髄膜炎で亡くなるお子さんはゼロではありませんが、健康に心配のない赤ちゃんにまで、打つ必要はありません。それなのに、皮肉なことに、同時接種後の死亡報告は、2014年秋までに38例にものぼります。一度は接種見あわせの処置がとられましたが、多くは「原因不明の突然死」としてかたづけられ、すぐに再開されてしまいました。

　病気を予防する〈効果〉もあれば、望まない〈副作用〉もある。それが、ワクチンなど薬剤の宿命です。日本では、必要のない接種をすすめ、わざわざ赤ちゃんを危険にさらしています。世界でももっとも乳児死亡率が低いこの国の、大きな矛盾です。

感染症対策は、十分な食べもの、きれいな空気、平和

　多くの人が接種しているから病気の流行がないのでは？　ワクチンに守られているから死亡率が低いのでしょう？　よくそんな質問を受けます。

　これだけ多くの人が予防接種をしているいまとな

っては、この点を検証し、その質問にお答えするのは簡単なことではありません。

でも、麻しん死亡者数の推移を例にとると、見えてくることがあります。

第二次世界大戦直後（1945 年）には年間 1 万 5 千人の命を奪っていた麻しんは、「命さだめ」と呼ばれるほど、こどもにとってこわい病気でした。それが、1960 年くらいには死亡者が 1000 人を切り、1975 年をすぎると 100 人を切ります。ワクチンが定期接種として導入されたのは、1978 年のこと。つまり、多くの人が接種するようになる以前から、死亡者数は減少してきていたのです。

どの感染症にもあてはまることですが、経済事情がよくなり食料不足や衛生状態が改善されていくと、流行があっても死亡者は減っていきます。まだ免疫をもたない幼い子がかかる病気も、流行はあっても軽い病気になっていくのです。さらに、身近にあるウイルスにくり返しふれることで、免疫が高められ、感染症との共存状態がつくられていきます。

「途上国にワクチンをプレゼントしよう」というキャンペーンを、よく見聞きします。ワクチンこそが即効性のある利益をもたらすこともあるでしょう。しかし、どんな状況においても、絶対的に必要なのは、水と食べものです。栄養状態がよくなれ

ば、病気で命を落とすこどもは確実に減少します。栄養状態が悪い戦争下で、感染症が猛威をふるってきたのは、歴史が実証していること。いってみれば、平和こそが究極の感染症対策なのです。

世界には、いまも貧困に苦しむ地域があり、感染症を軽く考えることはできないのはたしかです。でも、現在の日本で、それらのケースと同じように感染症をおそれる必要はないのです。

科学には光と影が

私は、長年感染症の研究調査にたずさわり、また地域の保健所や老人保健施設のワクチン接種の現場管理者でもありました。ですから、むやみにワクチンを否定しているわけではありません。予防接種……もっと大きくいうならば、科学には、光もあれば影もあると、真摯（しんし）にとらえざるをえないのです。

これまで人類に破格の恩恵をあたえたものであっても、時と条件によっては人間を害する方向へ転じていくことがある。いま、この国で、ワクチンには必要性ばかりが強調されています。

予防接種の結果、この地球から撲滅することができた感染症が、ひとつだけあります。「天然痘（痘（とう）そう）」です。この感染症は、死亡率も高く、人々

から不治の病・悪魔の病気としておそれられていました。

　天然痘は①人から人にしかうつらない（ほかに媒介するものがいない）②特徴のある湿疹ができる（簡単に目視確認できる）という、ふたつのまれな条件をもった感染症です。

　ゆえに、感染者を突きとめては、周囲の人にワクチン（種痘）をし、それ以上の感染を断つことに成功できたというわけです。

　徹底的な種痘対策が実を結び、日本では1955年を最後に患者は出ていません。それなのに、乳幼児への種痘は1976年まで義務づけられ、今度は副作用の犠牲になるこどもたちが多発しました。のちに国を相手どった裁判の原告になった方だけでも、その数は87人にのぼります。

　また、ポリオ（小児まひ）も日本で猛威をふるっていましたが、戦後、衛生環境や食料状態が格段に向上し、さらに有効性のあるワクチンも導入され、流行は激減。日本国内では、1980年から自然の病気発生はありません。しかし、ワクチン接種によって、ポリオを発症する患者が出てしまいました。

　これらは、あやまったワクチン行政を続けた結果、病気から命を守るどころか、犠牲者を出してしまったという影の歴史です。

副作用があるのが宿命

　そもそも、ワクチンとは、副作用とはなにかを、お話しておきましょう。

　人間の体は、体内に入ってきたウイルスや細菌などの異物をしっかり記憶します。そして、その異物がふたたび体内に入ってきたときには排除します。これが「免疫」の偉大なる働きです。

　「免疫があればふたたび病気にかからない」あるいは「かかっても軽くすむ」という考え方から、「ウイルスや細菌などをふくんだワクチンを体内に入れ、軽く病気にかからせて免疫をつくる」、それが予防接種（ワクチン）です。

　しかし、免疫は異物に過剰反応して、アレルギーを起こすことがあります。アレルギーには、「アナフィラキシー」といって、命にかかわるほどの重い反応もあります。免疫は、自分の体を守るのと同時に、攻撃する働きをあわせもつ。これが副作用であり、ワクチンを考えるときに忘れてはならないポイントです。

　また、ワクチンで軽く病気にかからせ、免疫をつけるはずが、本当にその病気を発症し、重い症状をひき起こしてしまうことがあります。かつて日本で

は効き目の強い「生ワクチン」が採用されており、ワクチンによってポリオになったり、さらには患者のまわりにいる人が二次感染するという被害が起こりました。

ワクチン接種とは異物を強制的に入れること

乳幼児に、薬やワクチンで副作用が起きても、「異常体質」「特異体質」として、片づけられてしまいがちです。

でも、食物アレルギーを例に、考えてみてください。卵や乳製品にアレルギー反応を起こすお子さんにくらべれば、りんごやそばに反応する子は、たしかに多くはいません。だとしても、その子たちのことを「特異体質」だといって軽んじることができるでしょうか？

いいえ、むしろ、こう表現することもできます。「私たち一人ひとりが特異体質」です。なぜなら、同じ人はこの世に二人といないのですから。なににアレルギー反応を起こすか、免疫がどう働くかは、人それぞれ。ですから、安易に異物を体内に取り入れてはいけないのです。

このように、ワクチンは慎重にあつかわなくてはならないものです。いま、赤ちゃんにとって負担が

|notes|ワクチンの種類と特徴|

　予防接種で使うワクチンには、生ワクチンと不活化ワクチンの2種類があります。どちらも薬事法上の「生物由来製品」、「劇薬」あつかいです。

《生ワクチン》
・生きた細菌やウイルスの毒性を弱めたもの。接種することによって、その病気にかかった場合と同じように抵抗力（免疫）をつくる。接種後から、体内で、毒性を弱めた細菌やウイルスの増殖が始まる。
・MR、麻しん、風しん、BCG、おたふくかぜ、水ぼうそう、ロタなど。

《不活化ワクチン》
・細菌やウイルスを殺し、抵抗力（免疫）をつくるのに必要な成分を取りだし、活動をしないようにしたもの。体内で細菌やウイルスは増殖しないため、十分な抵抗力（免疫）をつくるには複数回接種が必要。
・DPT-IPV、DPT、DT、ポリオ、日本脳炎、ヒブ、肺炎球菌、子宮頸がん、破傷風、季節性インフルエンザなど。

　接種後しばらくすると少しずつ抵抗力（免疫）が減っていくので、長期に抵抗力を保つには、ワクチンの性質に応じて一定の間隔で追加接種が必要です。
　　　　　　　　（参考／『予防接種とこどもの健康』）

軽いからと同時接種がすすめられていますが、複数の抗原を同時に体内に入れることの安全性は確認されていません。

人工的につけた免疫の問題

ワクチンの問題は、副作用だけにとどまりません。

ある病気は、「一度かかれば二度はかからない」といわれます。じつは、「二度かからない」のではなく、一度目に感染したときに免疫ができて、その後は、かかっても症状があらわれずにすんでいるのです。

自然感染を二度三度とくり返すことにより、その病気への抵抗力（免疫力）が高まっていく。これが「ブースター効果」という現象です。

自然に感染したときと、ワクチンで人工的な感染をした場合とでは、ワクチンでつくられた免疫力は劣ります。そもそもワクチン接種ですべての人に免疫がつくわけではありません。また、得られる免疫の効果や持続期間にも差が出ます。

そのため、幼いころに痛い思いをして麻しんワクチンを打ったけれど、10代で感染発症したという例も出るのです。

|notes|ワクチンの添加物|

どれも「生物由来製品」といわれるように、ウイルスや細菌のほか、ウイルスを増やしたり培養したりするためなどに使う、さまざまな生物の組織も入っています。

麻しん／ニワトリ胚初代培養細胞
ポリオ／サルの腎臓細胞
日本脳炎／アフリカミドリザルの腎臓由来株細胞
風しん／ウサギの腎臓細胞、ウズラ胚培養細胞
おたふくかぜ／ニワトリ胚培養細胞
水ぼうそう／ヒト二倍細胞
インフルエンザ／発育鶏卵

さらに、ワクチンの製造過程でゼラチンやアルミニウム塩、抗生物質などが。そのほかにも、ウイルスが活動しないようにするためのホルマリン、免疫に働きかけるアジュバンド*といった添加物も加わります。

＊アジュバンド　免疫増強補助剤といい、体にとって「異物」。「免疫は異物を排除しようと働く。ワクチンの病原菌成分が体内にとどまる時間が長ければ、そのぶん免疫作用を高められる」という考え方から、病原菌をアルミニウムでコーティングするなど排除しにくい工夫をしてある。

赤ちゃんの麻しん発症で見えてくること

　かつて「命さだめ」とおそれられた麻しん。患者は激減していますが、近年では「麻しん撲滅」を目標にしてワクチンがすすめられています。

　現在は、母親世代も予防接種によって免疫を獲得しています。病気の流行も押さえられているため、ブースター効果を得ることもむずかしい。これでは、お母さんから赤ちゃんに、しっかりとした免疫をゆずることはできません。

　赤ちゃんは母親から免疫が移行するため、かぜなどをひかないと聞いたことがあると思います。本来なら母親の免疫によって、麻しんからも身を守られていた赤ちゃん。それが、いまでは月齢の低いうちから、感染発症する例があります（59ページ）。

　赤ちゃんを守る大いなるしくみが失われてしまったことは、嘆かざるをえません。それでも、いまのところ、幸いなことに、麻しんによって亡くなった赤ちゃんはいません。昔は「命さだめ」とおそれられていた重い病であっても、現代では「赤ちゃんがかかっても命を落とすことはない」病気になったということです。

　予防接種をしなくても、感染しても、命を落とす

ことはないのです。麻しんは、いま、撲滅を目的にするほどの病気とは思えません。それでもこれからは、ゼロ蔵の子が麻しんにかかることがないよう、妊娠中のお母さんにワクチンを打ち、免疫を移行させるという発想も出てくるでしょう。

破傷風を例にあげれば、発展途上国では、そのような発想で、妊娠中の母親に接種をしている国があります。衛生的な環境でのお産が確保できない地域で、新生児を守ろうというのです。

衛生環境の整った日本で、同様の発想をしなければ麻しんから赤ちゃんを守ることができないのでしょうか？　本来の免疫のしくみをゆがめてしまったという事実を、深く受けとめなければなりません。

病気を撲滅することのあやうさ

ウイルスや細菌は、自然のなかに身をひそめ、ときに姿を変えて、脈々と生命をつないでいます。

先にお話しした天然痘は、世界中から撲滅することに成功しましたが、非常にまれなケースです。ウイルスや細菌を絶滅しようなどと考えるのは、浅はかとしかいえません。自然環境のいきすぎた破壊は、いつか私たちにしっぺ返しをもたらすことは、公害や温暖化といったことで、みなさんもよくご存

知のはず。ウイルスや細菌もまた、自然のひとつ。共存可能な感染症の流行までも封じこめた結果、本来なら自然の免疫の力によって守られるはずのゼロ歳児が麻しんに感染しているのです。

　衛生状態も公衆衛生も向上したいま、こどもが命を落とすことはそうありません。強制してまでワクチンを打つ時代ではないのです。

　病気にかかりながら、強い免疫をえるほうがずっといい。ウイルスとの共存の道を選ぶほうが、よほど賢い選択だといえるのです。

必要なとき、必要な人にこそ

　私は、すべてのワクチンを否定しているわけではありません。たしかに日本でも、ワクチンを必要としているこどもたちがいます。

　たとえば、水ぼうそうワクチンは、もともと白血病やがんにかかっているこども、免疫抑制剤を使用しているこどもたちのために開発されました。重い病気をかかえるこどもにとっては、多くのこどもにとって軽い症状である水ぼうそうが命に関わることがあります。

　ワクチンの開発は、患者やご家族の悲願であり、科学者の熱意の賜物でした。しかし、企業として

は、特定少数のためだけにつくって販売するのでは利益を追求できません。そのため、不要なこどもにも接種がすすめられているのです。

35ページの図でわかるように、ワクチンの生産額はうなぎのぼり。近年では海外の巨大製薬メーカーも参入し、ワクチン市場はますます魅力的なものとなっています。メーカーは生き残りをかけて、国へ精力的にワクチンを売りこんでいます。

企業のため、経済のため、こどもの腕を差し出せと迫っている、そういっても過言ではない状況でしょう。

すべての人に接種は「科学的」ではない

「ワクチンギャップ」と呼ばれたこの20年でも、日本の乳幼児死亡率は世界でもトップクラスの低さでした。それなのに、親たちをとりまく情報は、もう流行のない病気、かかっても軽くすむ病気でおどすメッセージであふれています。

ここ数年話題となっている、ヒブ、肺炎球菌もその一例です。これらは長いあいだ私たちと共存してきた「常在菌」です。それすらも、病気のリスクから守るためと排除しようとしています。

農薬や添加物、遺伝子組み換え食品などを、少量ならば大丈夫だとよろこんで体に取り入れるとい

う方はいないでしょう。これらは人体への影響がまだ未解明だったり、悪影響があきらかになっています。それは予防接種も同じこと。

　未知のものや異物を体に取り入れるときは慎重に、必要性があきらかに勝るときのみに。それが科学の鉄則です。

　たしかに、ある予防接種は、ある時ある場所で必要でした。しかし、現在のように、ワクチンがあるからといって、すべての人に接種を推進するといった考え方は、およそ科学的ではないのです。

　ワクチンによって自然本来の免疫のあり方をゆがめ、また、自身と共存するはずの常在菌をも撲滅するということ。それは、未来になにをもたらすのでしょう。病原菌とどう向きあえばいいのでしょうか。

　私たちは、幼子たちに、どんな社会を残すのか。接種スケジュールを追う前に、ぜひ考えてほしいのです。

母里啓子

元国立公衆衛生院（現国立保健医療科学院）疫学部感染症室長、医学博士。1934年東京都生まれ。千葉大学医学部卒業後、伝染病研究所（現東京大学医科学研究所）でウイルス学を修め、愛知県がんセンター研究所に勤務。在職中にカナダ・トロント大学オンタリオがん研究所に留学。帰国後、東京都がん検診センター検査課長、横浜市衛生研究所細菌課長をへて、国立公衆衛生院疫学部感染症室長。のち、横浜市の保健所所長、介護老人保健施設長をつとめ退職。

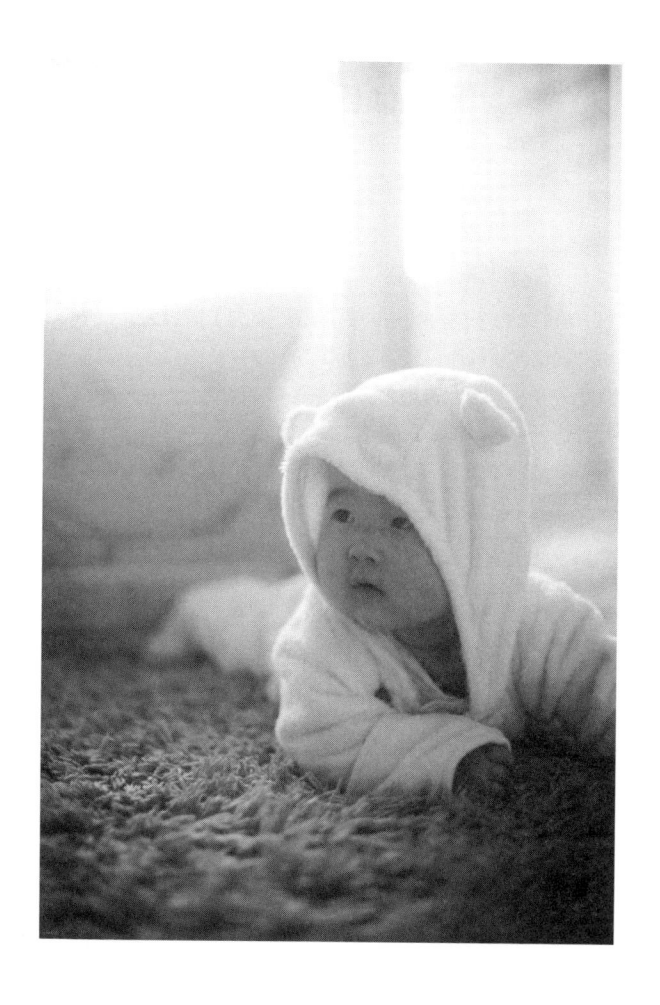

ワクチン産業は巨大な市場

NPO 法人コンシューマネット・ジャパン理事長・古賀真子

1995 年、市場低迷

1994 年の予防接種法の改正は、全国で提訴された予防接種禍集団訴訟や、インフルエンザワクチンのボイコット運動の高まり、副作用の多さから MMR ワクチンが中止されたことなどが強く影響しています。

予防接種慎重論の高まりのなか、このころワクチン業界が市場として低迷期に入っていたことが、【図1】から見てとれます。

2005 年以降目立つ巻き返し

その後、業界や医師会の後押しを受け、効果があいまいなまま、2001 年には高齢者へのインフルエンザワクチンが「努力義務のないB類（旧2類）定期接種」とさだめられ、高齢者施設などでの接種が定着しました。

2005 年の生産量の増加は、インフルエンザワクチンが押し上げたものです。高齢者だけでなく、毎年全国民に接種できることから、現在でも全ワクチン生産量の約3割を占めています。

2004 年度からは「ポリオ生ワクチン二次感染救済事業」が開始され、2012 年 11 月からは不活化ポリオワクチン（IPV）が実施されました。現在は DPT（3種混合）との4種混合ワクチンとなっています（40 ページ）。

【図1】ワクチン生産高の推移（推計）

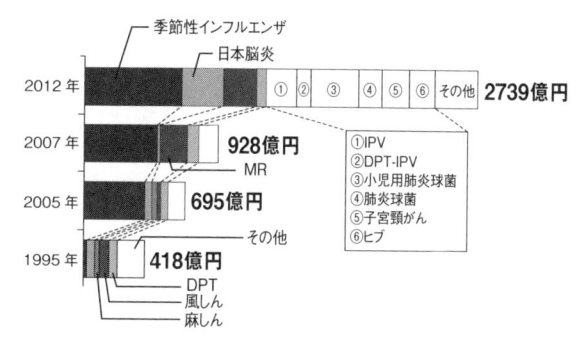

*生産量と希望納入価格をもとに協会にて推計（実際の販売額とは異なる）
*抗毒素、診断用抗原はふくまず

（(一社)日本ワクチン産業協会「わが国のワクチン産業と市場の動向」）

　2004年11月には「予防接種実施要領」が改正され、麻しんの標準接種年齢が12ヶ月〜15ヶ月、1歳3ヶ月になり、2006年4月からMR（麻しん、風しん2種混合ワクチン）が実施されました（57ページ）。

2007年、日本脳炎再開

　2007年から2012年にかけて、日本脳炎ワクチンの生

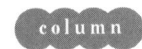 ワクチン産業は巨大な市場

産高が目に見えて増加しています。これは、2005年に重篤な副作用のため接種が中止されたものの、2009年に新ワクチンが使用開始、2010年から積極的勧奨が再開されたためです。その後2012年には、日本脳炎は全ワクチン生産量の1割以上を占めるまでになりました。

　日本脳炎ワクチンは不活化ワクチンで、追加接種を入れると4回接種の必要があり、単価も高いので、価格も高いのです。病気がない北海道にまで定期接種をとの声がありますが、必要はありません（69ページ）。

2009年以降、新ワクチンが続々と

　2007年からの生産額の大幅な増加は、改正への見直し審議会が開催された2012年の「厚生科学審議会感染症分科会予防接種部会」で、新しい3つのワクチン接種の道筋がつけられたことによります。

　2009年12月にグラクソ・スミス・クライン社のサーバリクス（子宮頸がんワクチン）の販売を開始。2010年からはヒブ、小児の肺炎球菌といっしょに事業接種（公費助成）が始まりました。2011年8月にはMSD社のガーダシル（子宮頸がんワクチン）も販売されました。

　2011年3月11日のワクチン評価に関する小委員会の報告書では、「医学的科学的観点から、7ワクチン（子宮

頸がん、ヒブ、小児用肺炎球菌、水痘、おたふくかぜ、成人用肺炎球菌、B型肝炎）について広く接種推進するのが望ましい」とされ、以後この方針ですすめられています。

　子宮頸がんワクチンは、販売直後から重篤な副作用や根拠データにおける利益相反があり、その後の見直し過程でも審議会委員のメーカーからの寄付金授受が問題となっています。

2013年以降、さらに定期接種増加

　2013年4月の予防接種法の改正で、これまで「努力義務を課せられた1類疾病」は「A類」に、「努力義務のない2類疾病」は「B類（高齢者のインフルエンザ）」とされ、B類は政令での追加が可能となりました。

　2014年10月1日からA類に水ぼうそう、B類に成人用肺炎球菌の定期接種が始まりました。

　「厚生科学審議会予防接種・ワクチン分科会研究開発及び生産・流通部会」では、ノロワクチンの導入、経鼻インフルエンザワクチン、BCGに代わる抗結核剤等の議論がされています。

　都内公園を中心に発見されたデング熱も、過剰に報道され、ワクチンの必要性がさけばれています。ワクチンの市場拡大はとどまるところを知らないといったところです。

第2章

ワクチン別アドバイス

{4種混合（DPT＋IPV）}

必要性が高いのは
破傷風単独だけなの？

ジフテリア、百日せき、破傷風、ポリオの混合

　ジフテリア（D）、百日せき（P）、破傷風（T）の3種混合ワクチンに、ＩＰＶ（不活化ポリオ）を入れた、もりだくさんなワクチン。2012年11月にスタートしたばかりです。それ以前は、3種混合とポリオはべつに接種されていました。

　日本では、ポリオは、経口生ワクチンというタイプが採用されていました。生ワクチンのため、生きたポリオウイルスが腸内で増殖するうちに毒性をもち病気を発症する、接種者から二次感染するというケースがあり、不活化ワクチンに切り替えたという経緯があります。

　3種混合から4種混合への移行期間があり、接種方法は混在していますが、2014年3月メーカーは

今後３種混合の生産はおこなわず、順次販売を中止するとしています。

〈ジフテリア〉世界的に流行はなし

　日本でのジフテリア患者数は第二次世界大戦後から激減、1980年代からは年間０〜１人という、めずらしい病気です。世界的にも流行はおさえられています。かつて旧ソ連邦で流行がありましたが、冷戦下にあり、独立運動もはげしく、政治・経済ともに混乱をきわめていたという背景があります。感染症の対策は、ワクチンありきではなく、まずは衛生、栄養状態を整えていくことがなにより必要だということがわかります。

　ジフテリアは、感染しても症状が出ない人も多く、感染者の一部が保菌者になりますが、保菌者を探して菌を退治しようとする考えは意味がありません。また、現在では抗生物質での治療法もあるので、昔とちがって、それほどおそれる必要もありません。そもそも、病気自体がほとんどないのです。

〈百日せき〉こどもの病気から大人の病気に？

　百日せきの患者数は、ワクチン接種率が50％に

満たない時代から激減。小児科定点観測の報告では近年患者数が増えていますが、小児の患者数は減少しており、10 代後半以降が増加しています。

　かつては患者の 4 割ほどが 5 歳未満、大人はたった数％という、こどもの病気でした。2007 年ごろから成人の報告が増え、2010 年からは報告の半数を超えるようになりました。多くの先進国で同様のことが起こっています。

　国立感染症研究所[*1]のウエブサイトでは、「百日せきの免疫効果は 4 ～ 12 年で減弱するから、既接種者も感染することが近年あきらかになった」と記されています。成人患者数の増加は ①ワクチンの効果が長く続かないから、②ワクチンの遺伝子の型が変化しているから、という指摘があります。

　国立感染症研究所の報告患者のサマリーでは、2008 年 5 月 8 日～ 2013 年 3 月 13 日の百日せき報告症例 1241 例のうち、20 歳以上が 722 人、約 58％。患者は 1 ヶ月～ 98 歳までおり、平均年齢 25 歳です。全患者の追跡調査ではなく、医師からの申告によれば、外来で回復 993 人（80％）、入院で回復 73 人（5.9％）・合併症 12 人（1.0％）・後遺症 0 人・死亡 1 人（0.1％）です。このうち予防接種をしたことがはっきりしているのは 201 人（16.2％）、そのほとんどは 15 歳未満です。

百日せきはその名の通り、長期間にわたって激しいせきが続く病気です。症状が重くなる可能性が高いのは、1歳未満、とくに6ヶ月未満の赤ちゃん。ひどいせきこみが続く、せきのあとに息を吸いこむと笛のような音が出るといった場合は、感染が疑われます。発病してからも、初期には抗生物質での治療が有効です。

重い症状になる危険性が低くなる1歳以上の子にも一律に接種が必要なのか、検討が必要です。

〈破傷風〉患者の9割は大人、とくに男性

日本での破傷風の年間患者報告数は100人前後。その9割が40歳以上、なかでも多いのは60〜70歳代で、男性患者が過半数をしめています。死亡は2002年以降1ケタです。

破傷風の感染が疑われるようなケガをしたときでも、適切な処置を受けることで後遺症はまぬがれますが、治療が遅れると命にかかわることがあります。初期症状としては、あごのこわばりや嚥下困難、開口障害など。

土のなかで生きている破傷風菌という細菌が、傷

＊1　「NIID 国立感染症研究所」（www.nih.go.jp/niid/ja/）内で「IDWR 注目すべき感染症　百日咳」検索

43

口から体内に入りこむことで起こる病気です。人から人へうつることはありません。

　この菌は嫌気性菌といい、空気に触れるとすぐに死んでしまいます。したがって、感染の可能性があるのは、水田や溝の泥のなかなどで、古釘を踏み抜いた、下水道工事などで深い傷を負ったという場合です。だから、遊ぶ範囲がかぎられている幼い子では、菌に出会う可能性はまれといえます。

　破傷風菌は「芽胞」というものに包まれていて、この芽胞は空気に触れても死滅しません。このなかにいるかぎり、破傷風菌は、たとえ空気中でも繁殖はしなくとも生き続けることができるのです。

　掘り返されて空気にさらされている土や、砂場のなかに、破傷風菌が存在していることがあります。傷口から芽胞が体内に入り、空気のない状態になると菌は繁殖を始めます。対応としては、芽胞には消毒剤は効かないので、まず汚れを洗い流すことが必要です。

　破傷風ワクチンは一定の免疫をつけることができるうえ、発病したときの重症度合いからワクチンをすすめる意見があります。感染することはまれでも、基礎免疫をつけておくのはひとつの考え方です。大人になってから、感染の可能性があるような仕事（土木工事など）につくとき接種するという判

断もできるでしょう。なお、お産の直後、へその緒を切るときに不潔なやり方をすると、新生児が破傷風を発症することがあります。衛生状態の悪い開発途上国などでは、妊婦が出産前に接種することで、新生児に抗体を渡し、感染を予防しています。現在の日本では、通常あることとはいえません。

〈ポリオ〉国内で30年以上自然感染なし

　学名は「急性灰白髄炎」、大人にもある病気ですが、かつて小児がかかることが多かったため「小児まひ」とも呼ばれていました。

　ポリオはウイルスによって運動神経系の細胞をおかすことから、重症化すると麻痺を起こすことがあります。感染しても発症しない不顕性感染も多く、かぜのような症状で治っていく人がほとんどです。

　ポリオウイルスの感染は、感染者の腸内で増殖されたウイルスが排出され、その便をさわったり、便にとまったハエやゴキブリが直接食物にふれるといった経路をたどり、口に入ることでうつります。

　日本で猛威をふるっていたのは半世紀以上も前のこと。1950年ごろには、多いときで年間5000人を超える流行があり、親たちが当時もっともおそれた感染症のひとつでした。それが、衛生環境の向上

と、さらにワクチン導入によって、国内での流行は激減。1980 年を最後に、日本では自然感染による患者は出ていません（ただし、生ワクチンで発病するケースはあり、そのため不活化ワクチンが導入されたのは 40 ページのとおり）。

世界の状況はどうでしょう。2000 年、WHO は日本、中国、オーストラリアなど西太平洋の 37 の国のポリオ根絶を宣言。これで、南北アメリカ、ヨーロッパ、アジアからポリオはなくなり、2012 年にはウイルス常在国はアフガニスタン、ナイジェリア、パキスタンだけになりました。これらの国から他国へウイルスがもちこまれることはありますが、これまで流行はありません。

日本では、自然感染による患者が出なくなってから 30 年以上のあいだ、外国からポリオがもちこまれたことがありません。

ポリオの残っている国はごくわずか。ふつうに観光している程度でかかるとは考えられませんが、心配なら、常在国への長期滞在前に予防接種を受けるという選択もあります。

390 万回接種、重篤な副作用 115 件

4 種混合ワクチンはまだスタートしたばかりで、

効果がどれくらい持続するか、副作用がどの程度かはっきりわかりません。販売開始から2014年2月までに約390万回接種され、重篤な副作用として115件報告されています。

　また、接種期間はちがいますが、DPTは約91万回接種され、重篤な副作用22件の報告。IPVは約477万回接種され52件の報告があります。

２種混合、破傷風単独も「あり」

　ジフテリア、ポリオは世界的にもまれな病気となり、百日せきは時折流行があるものの抗生物質での早期治療が有効。

　破傷風はとくにこどもが菌に出会う可能性は低いものの、発症したときの重症度の高い病気なので、受けておくのもよいでしょう。

　破傷風には単独ワクチンがありますが、任意接種となり、受けつけている医療機関は多くはありません。外科にはワクチンがあり、ケガをしたときにすすめられます。接種対象年齢のあいだは混合ワクチンをすすめられるかもしれませんが、それ以後であれば接種してくれる可能性は高いでしょう。

　かならずしも４種混合を選択しなくてもよく、定期接種として２種混合（DT）を選択することはで

きます。その場合は1期初回2回で、1期追加1回です。しかし、3種混合もつくられなくなると選択の余地はなくなります。

　欧米などでは、さらにヒブを加えた5種混合、B型肝炎も加えた6種混合などがあり、日本でもより種類を増やそうという議論があります。破傷風ワクチンだけを選ぶことのできる体制を残すべきです。

（青野典子）

|notes|患者数を減少させたのは？|

【図1】ジフテリア届出患者数および死亡者数の推移
1945～1997年　　（厚生省伝染病統計・人口動態統計）

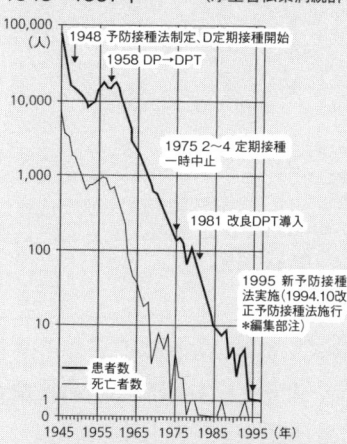

- 1948 予防接種法制定、D定期接種開始
- 1958 DP→DPT
- 1975 2～4 定期接種 一時中止
- 1981 改良DPT導入
- 1995 新予防接種法実施（1994.10改正予防接種法施行 ＊編集部注）

―― 患者数
―― 死亡者数

出典：国立感染症研究所細菌第二部　髙橋元秀、小宮貴子、岩城正昭「ジフテリア」（感染症情報センター『感染症発生動向調査週報』2002年第14週号）
http://idsc.nih.go.jp/idwr/kanja/idwr/idwr2002-14.pdf

図1では、予防接種とともにジフテリアが減少したように見えますが、図2では第二次世界大戦とジフテリアの関係がわかります（図1からは読みとることができません）。

図1をしめした著者は「ジフテリアをふくむ3種混合ワクチンは世界各国で実施されており、その普及とともに、各国においてジフテリアの発生数は激減している」と説明しています。でも、図2を見ると、戦争の時期に患者が激増、終戦後に激減していて、その増減の度合いはほかのどの時期よりもはるかに大きいことがわかります。（栗原 敦）

【図2】ジフテリア発生数および死亡数

出典：和気正芳「1948年ジフテリア禍事件の原因論」（日本社会医学会『社会医学研究』Vol.23 pp19-24,2005）
http://ergo.itc.nagoya-u.ac.jp/shakai-igakukai/report/no23.html

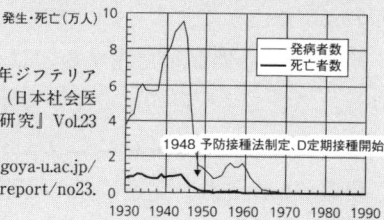

発生・死亡(万人)

―― 発病者数
―― 死亡者数

1948 予防接種法制定、D定期接種開始

1930　1940　1950　1960　1970　1980　1990
年次経過

{ＢＣＧ（結核）}

生後6ヶ月をすぎたら
必要ない？

「死の病」ではなくなりました

　インフルエンザやポリオ、日本脳炎などは「ウイルス」による感染症ですが、結核はおもに結核菌という「細菌」による感染症です。

　日本では第二次世界大戦の前後まで「国民病」とも呼ばれ、当時はとくに若い層にも多くの患者がいたことから、結核をテーマとした文学作品も多くあります。1950年ごろには、じつに1年間に10万人もの人が死亡していました。

　結核菌に感染し、発症するのは、10人に1人といわれています。最初は炎症から始まり、肺に感染すると肺炎のような症状になります。炎症がすすむと組織がおかされ、化膿に似た状態になります。

　治療法のなかった時代には、安静にして栄養をつ

けることくらいしか手当はできず、結核と診断されれば死を覚悟しなくてはならなかったのです。

　戦争が終息し、衛生や栄養状態がよくなったこと、くわえて抗生物質の登場、結核対策の強化を背景に、患者数・死亡者数は激減。いま日本で報告される患者数は、年間約2万人です。

患者、死亡者ともに高齢者

　現代では、とくに若い人にとって、結核は死の病ではありません。万が一、感染がわかっても、医師の指導のもと適切な治療をし、療養をすることで治っていく病気です。現代の日本では、いまだ年間2000〜3000人が結核で亡くなっています。その大半が70歳以上、これが近年の結核の特徴です。

　結核が流行していた時代を生きてきた昭和1ケタ世代の多くは、結核に自然感染し、結核菌と共生してきました。高齢になり抵抗力が落ちたとき、結核菌が暴れ出し、発病することがあるのです。結核菌をもった高齢者がいるかぎり、死亡者は出続けます。

乳幼児の重症患者は年間０〜４人

　こどもについてみていきましょう。

14 歳以下のデータでは、2006 年には新登録患者数が 100 人を切り、2013 年では 66 人。乳幼児の重症患者は年によって多少ばらつきがありますが、ここ数年は毎年 0 〜 4 人。患者数、重症者数も横ばい状態です。

日本の現状では、こどもの結核は大人から感染するのが主です。中学生前後からこども同士でも感染しますが、それ以下の年齢では、こどもからこどもへ感染することはありません。

こどもの結核のほとんどは、父母や祖父母からの家族内感染です。患者がくしゃみをしたときに菌が飛び散り、それを直接吸いこむことによって感染するので、濃厚にふれあう機会の多い家族のあいだで感染しやすいのです。

だから、こどもの結核予防には、感染源を断つ対策、つまり、まわりの大人の結核の予防と早期発見・治療こそが大切。せきや微熱、倦怠感が 2 週間以上続く場合は、結核の検査をすることが望ましいでしょう。

小児結核 2009 年大阪 13 人、東京 11 人

2009 年には新規発生の結核小児患者がゼロという県が 27 県になりました。年度によって若干ちが

いはありますが、小児結核が発生していない県はたくさんあります。

　また小児結核患者が発生する地域は限定されています。多い地域といっても、2009年では大阪府で13人、東京都で11人、やはり年によってちがいはありますが、それぐらいの規模です。

　結核が国民病といわれていた戦前とはちがい、いまでは、人ごみのなかで結核菌と遭遇するのは本当にまれなこと。まだ外出機会も多くない赤ちゃんが出会う可能性となれば、かぎりなく低いものです。

「血行性の結核」を防ぐワクチン

　結核には、肺に結核菌が住みついて肺胞を破って呼吸が衰える、いわゆる「肺結核」と、結核菌が血の流れにのって全身や脳に広がり急性の症状を起こす、「血行性結核」の2種類があります。

　いまのBCGは「血行性」の結核に対しての予防効果があることは世界的に検証されていますが、「肺結核」には効果が認められていません。

　赤ちゃんの場合は、結核菌をうつされると、重い症状が出る可能性のある「結核性髄膜炎」や「粟粒結核」という血行性の結核を発症してしまうことがあります。それらを防ぐためのワクチン、それ

がＢＣＧなのです。

月齢の低い乳児に重症な副作用

　日本では、10 年ほど前まで、ＢＣＧの接種期間を「3ヶ月〜4歳」としていました。しかし実際に結核性髄膜炎や粟粒結核を起こす可能性があるのは生後6ヶ月くらいまでということで、「0〜6ヶ月」と早められました。その結果、短い期間にまにあうようにと駆けこみで接種をしたケースが増えたためか、免疫が安定しない赤ちゃんへの接種の影響なのか、副作用が増加してしまいました。

　新しいワクチンが増えたことでスケジュール調整が必要になったからでしょう。現在では接種月例はふたたび引き上げられ、生後1年以内（生後5ヶ月〜8ヶ月未満を推奨）と設定されました。6ヶ月以降の接種は不要なワクチンです。

　副作用のほとんどが、接種跡のケロイドや、接種した側の脇の下のリンパ節が腫れることです。重症なケースとしては、骨髄炎や全身性播種性ＢＣＧ感染症を起こすことがあります。これらの副作用は、いずれも、月齢の低い乳児に見られます。

　結核の発生が多い地域に住んでいるか、家族や身近な大人に結核を発病した人がいるか。そうでなけ

れば接種の必要はありません。

個別・重点的な対策こそが必要

　アメリカやオランダなど、ＢＣＧ結核対策先進国では、結核発生の多いスラム街などごく一部の場所をのぞいて、ＢＣＧをしていないか、廃止しています。結核患者のいない地域では、ＢＣＧを打つメリットよりも、副作用のデメリットのほうが勝ってしまいます。

　日本においても、こどもの結核患者が増えているわけではないこと、地域によって患者発生率に幅があること、患者自体が減って感染経路をつかみやすくなっていることなどから、「全員・一律」から「個別・重点的」な対策への切りかえが必要だと考えます。

（母里啓子）

【表1】14歳以下の結核患者数の推移

（結核研究所疫学情報センター『結核の統計』より）

年	0～14歳新登録患者数
1965	44,180
1970	18,197
1975	4,905
1980	1,893
1985	1,088
1990	518
1995	340
2000	220
2005	117
2006	85
2007	92
2008	95
2009	73
2010	89
2011	84
2012	63
2013	66

地域別の結核登録者情報など各種統計は「公益財団法人結核予防会　結核研究所疫学情報センター」ホームページで確認できます。
http://www.jata.or.jp/rit/ekigaku/

【表2】乳幼児の重症な結核

年	結核性髄膜炎数		粟粒結核数	
	0～14歳	0～4歳	0～14歳	0～4歳
1975	28	22	—	—
1980	22	14	—	—
1985	—	—	—	—
1990	9	4	10	8
1995	8	8	8	8
2000	7	4	3	3
2005	3	1	3	1
2006	0	0	1	1
2007	0	0	0	0
2008	0	0	1	1
2009	1	1	3	3
2010	0	0	0	0
2011	1	0	2	1
2012	1	1	0	0
2013	2	2	0	0

｛MR（麻しん・風しん）｝

単独接種でも？
大人になってからの判断でも？

MR

接種年齢が異なるワクチンがひとつに

　MRワクチンとは、麻しん（Measles、別名「はしか」）と風しん（Rubella、別名「三日はしか」）それぞれのウイルスを弱めた、2種混合ワクチン。英語の頭文字をとって、MRと呼ばれています。

　もともとは別々のワクチンで、麻しんは幼児期の、風しんは中学2年の女子を対象とした定期接種でした。

　これら接種年齢が異なるワクチンをいっしょにしたMRが導入されたのは、2006年と比較的最近のこと。どちらのワクチンも長年1回接種ですんでいたのが、2回接種するようになりました。

　2006年4月1日、麻しんと風しんの単独接種は定期接種からはずされましたが、その2ヶ月後の省

令改正で単独接種が復活。強行に2種混合をすすめようとする方針は、当時大きな混乱をもたらしました。

いまは、2種混合でも、単独でも、どちらでも受けることが可能になっていますが、実際には単独接種をする医療機関を見つけるのは大変です。

＜麻しん＞高熱、発しん、重症感はあるが

一般的に、麻しんは40度近い高熱が何日も続き、発しんが全身に出るといった重い症状が特徴とされます。体力を消耗するため回復に時間がかかり、完治までに2週間ほど要することもあります。合併症として肺炎や気管支炎、まれに脳症を起こすこともあり、「なくなったほうがいい病気」と考える医師も少なくありません。

かつては「命さだめ」といわれ、こどもの時期にかかって、命を落とすこともあり、生死の分かれ目ととらえられていました。

でも、麻しんで亡くなる人は、戦後、大人もこどもも劇的に少なくなりました。現在においては、ゆっくり休むことで、ほとんどの人が乗り越えられる病気です。

麻しん年間患者数は 200 〜 300 人

　年間患者数は 200 〜 300 人。かつてほとんどの
こどもがかかっていた麻しんは、いまではすっかり
「まれな病気」となりました。最近では、患者を見
たことのない医師も増えています。

　麻しんの流行が小さくなってなお、ワクチンを強
力にすすめた結果、困った事態が起こってしまいま
した。

　本来なら母親からの免疫に守られているはずの赤
ちゃんが、麻しんに感染発症するケースがあらわれ
たのです。

　いまの子育て世代は、ワクチンで免疫を得てい
る、いわば「ワクチン世代」。ワクチンの効果は自
然免疫にくらべて長くは続きません。また、成長過
程でまわりに本物の病気自体もないため、ワクチン
で得た免疫をさらに強化する作用も働きません。結
果、へその緒を通じて、赤ちゃんへ十分な免疫を手
渡すことができないのです。

　2012 年のデータを見ると、患者報告全数 293 人
のうち、1 歳が 29 人でもっとも多く、これに次ぐ
のがゼロ歳 16 人です【図1】。

　かといって、麻しんに自然感染し、強力な免疫抗

体をつくりたいと考えたとしても、どこに流行があるかはわからず、いまとなってはワクチンで軽く免疫をつけておくしかないということになりそうです。

2008年、厚生労働省は「麻しん排除計画」をスタートしました（排除とは、病気をまったくなくすことではなく、大きな流行のない状態を保つということを意味します）。

この計画が出る前年の春には、「首都圏ではしか大流行」というニュースを、マスコミが大きくとりあげました。数名の学生が感染したことで、休校となった大学もあれば、未接種の学生への接種をうながす対策をとった大学もありました。ワクチン接種歴のない成人男性へも、接種がすすめられました。

ところが、過去のデータと照らしあわせてみると、麻しん大流行とされたこの年の患者数はことさら多いというわけではありません。麻しんを発症した大学生が脳炎を起こしたとか、死亡したといった報道はありませんでした。

〈風しん〉 かかっても気がつかないことも

風しんは、乳幼児ではほとんどがふつうのかぜと同じように軽く、かかったことに気がつかないことさえあり、発しんと微熱、そして少し機嫌が悪くな

【図1】麻しん患者の年齢分布（2009 ～ 2012 年）

（感染症発生動向調査：2013 年 1 月 8 日現在報告数）

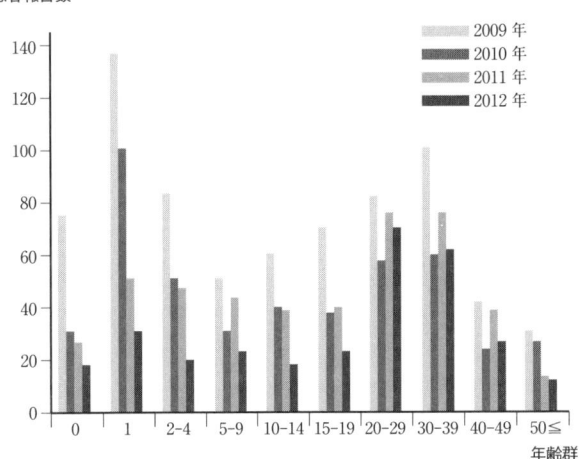

患者報告数

凡例：
2009 年
2010 年
2011 年
2012 年

年齢群

【図2】麻しん累積報告数の
ワクチン接種歴別割合（2009 年）

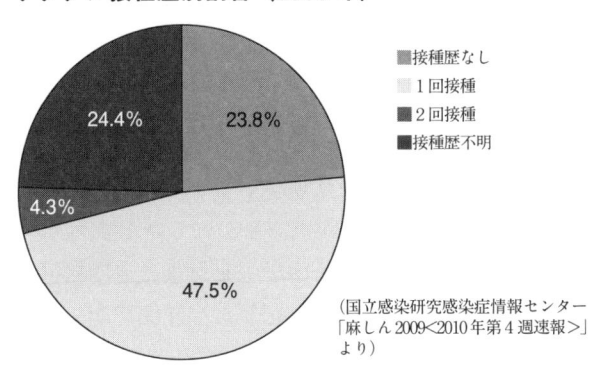

凡例：
接種歴なし
1 回接種
2 回接種
接種歴不明

23.8%
47.5%
4.3%
24.4%

（国立感染研究感染症情報センター
「麻しん 2009<2010 年第 4 週速報>」
より）

るくらいですんでしまいます。年長児がかかると、熱が高かったり、発しんも多く出たりすることが増えますが、「三日ばしか」といわれるように、約3日もすれば治る病気。むしろこどものころに自然感染し、免疫をつけておくという選択もあります。

　患者は80%が9歳までのこども。麻しん同様に、大人になってかかると重症感が増します。

　また、感染しても15〜30%は発病しないといわれています。たとえば「兄が発症したのに、弟は症状が出なかった」といったケースをよく聞きますが、その場合、弟も感染して抗体を得ている可能性があるということです。感染したおぼえがないという人でも、抗体をもっていることがあります。

先天性風しん症候群は年間0〜1、2人

　風しんの予防接種を受けているからかかる人がいなくて流行がないのか。そもそも流行がないから、かかる人がいないのか。効果の検証がむずかしいワクチンです。予防接種をしなくても、10歳くらいまでには男女とも約半数が抗体をもっています。

　風しんは、かつて女子中学生を対象に定期接種がおこなわれていました。なぜなら、妊娠初期の妊婦が感染すると胎児にも感染し、「先天性風しん症候

群」と呼ばれる病気によって障害が出る可能性があるからです。

この先天性風しん症候群は、年間0〜1、2人ほどの報告があります。ただし、流行が大きい年には10人程度です。

こどもに不必要な予防接種をして、不完全なワクチンで流行を小さくしていると、免疫をもたない人が増え、かえって大人になって苦しむ人を増やすことにもなりそうです。第二子妊娠中に上のお子さんが風しんにかかり、風しん症候群の心配を募らせる母親の声も耳にします。

そして、危惧していたことが現実になったのが、2012年から2013年にかけて、44人もの風しん症候群の赤ちゃんが生まれたことです。しかし、このとき「風しん大流行」と騒がれましたが、風しん患者数が5万人の2004年にくらべれば、近年の患者数1万人というのは大流行とはいいにくい状況です。なぜこんなに多くの風しん症候群の発症がみられたのか、検証が必要です。

MRの評価にはばらつきが

MRワクチン、あるいはそれぞれの単独ワクチンを2回接種することについては、さまざまな専門家

MR

の意見があります。2回接種を導入しているアメリカを例にとると、1回接種では免疫がつかない人がいることや、1回目の接種をしそびれた人のために2回接種が必要としています。

　いままで1回接種で患者が増加していたわけではないのに、なぜ2回目が必要なのかと疑問視する声もあり、いまだに混乱しているのが実情です。

　また、2012年の報告数では、麻しんにかかった1歳と2歳のこどもの半数には、ワクチン歴がありました。ということは、早くワクチン接種をしたからといって、麻しんを防げるわけではないということです。

無理して受ける必要はない

　麻しんが猛威をふるう時代はおわり、大きな流行はなくなった。ワクチンには一定の効果が認められる。病気に感染して重症化するリスクがないわけではない。

　風しんは、いつのまにかかかって治っていることも多い軽い病気。そもそも「風しん症候群」をふせぐ目的で接種されていたワクチンです。妊娠を考える女性以外にとって、必要のないワクチンだといえます。自然感染したおぼえのない女性の場合、心配

ならば、抗体検査をしたうえで、接種を考えてもい
いでしょう。

　ワクチンで人工的に免疫をつけておくという考え
方もできるでしょう。ですが、こどもが熱を出すな
ど、計画通りに接種が受けられない場合もあると思
います。そのようなときは、無理をして受ける必要
はありません。

　こどものときには打たず、大人になってから判断
する考え方もあります。それぞれの生活のなかで判
断するしかありません。単独ワクチンでも、混合ワ
クチンでも、また、打たない選択も、それぞれが尊
重されるべきです。

（母里啓子）

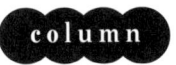

ふつう目線だからこそ "慎重派"

カンガエルーネット共同運営、3児の親・應家洋子

子育て中の仲間と情報交換

　予防接種やうつる病気、薬に頼らない手当法などの情報交換サイト「カンガエルーネット（www.kangaeroo.net/）」の開設は、2003年6月1日。早11年がたちました。

　こどもが3歳と1歳（当時まだ3人めはいなかった）、忙しい時期だったけど、管理者どうしが、こどもの寝静まる時間に、または朝早くに、時間を削ってメールで連絡をとりあい、ときには顔を突きあわせ、開設に向けて話しあったことが思い出されます。

　管理者たちが「こどもの病気に関しては、予防接種や薬をむやみに使わず自然感染し、自然に経過させることが一番の基本」と考えているのは、いまもいっしょ。

　でも、目の前にいるこどもたちが、ちょこちょこ体調を悪くしたり、この経過で大丈夫？　と自信ももてない。管理者に医者はいないけど、現役子育て中の親だからこその目線で交わしたスレッドは、いまでも勉強になります。投稿をまとめた「掲示板」や「情報源」。似た症状の人がいたら助かるかも？　将来、自分のこどもが親になったときに自分はこうだったのかと読むかもしれない「看病記録」もまた、専門家ではない親だからこその目線だと思います。

　カンガエルーネットは、厚生労働省「予防接種検討会」

に参考人として呼ばれたこともあります。発言を聞いては
くれましたが、意見交換の場ではないなと感じました。でも、事務局である感染症センターの方がサイトを読みこんでくださっていて、検討会終了後に「まだ親ではないので親の気持ちはわかりませんでしたが、参考になりました。カンガエルーネットではじめて『前橋レポート』を全文読ませていただきました」といわれ、"予防接種慎重派"の親の存在を知ってもらうだけでも意義があることだと、うれしくなりました。

疑問があるなら立ち止まること

　新型インフルエンザ、大学生の麻しん騒動、子宮頸がんワクチンの被害……、危機をあおる報道が続きます。でも、時が過ぎて新型インフルエンザから季節性のインフルエンザになっていったことや、大学生で麻しんが流行したが、かかった人も治っているという事実は情報として流れてきません。麻しんにかかったのはたいへんだったと思われるけれど、終生免疫を保持できて、近い将来母になるときにはしっかり母子免疫の移行ができるとは、いいすぎなんでしょうか？　若い世代の女性にたくさん被害が出ていても、子宮頸がんワクチンをやめようとしないのは、なぜなのでしょうか？

 **ふつう目線だからこそ "慎重派"**

　この 11 年で一番変化したのは、ワクチンの数。あまりに増えて、同時接種はあたり前というか、しないとスケジュール通りにはいかないほど。

　私のころとちがい、いまは出産と同時にワクチンスケジュール指導をする助産院もあると聞きました。予防接種のスケジュール管理をする無料アプリも出まわって、「1 週間前」「前日」と接種日を案内してくれる。アプリに登録するのは、赤ちゃんの生年月日と性別だけで、早産のお子さんやアレルギーがあったりする子のフォローなどがあるわけでもないから、これを便利と思うのはこわいことと思います。

　立ち止まって考える人はめずらしいといわれても、立ち止まらなくちゃいけないと思う。

|notes|こんなに増えた定期接種の回数|

2003 年（カンガエルーネット開設当時）
　　　ゼロ歳代に 2 回　　就学までに 8 回
　　　　　　　　↓　　　　　　　　↓
2014 年　ゼロ歳代に 10 回　就学までに 10 回

{日本脳炎}

受けないほうが
ずっと安全？

ワクチンによる死亡例が続く

　2012年、そして2013年と、こどもの日本脳炎患者はみられていませんが、予防接種を受けたこどもに、接種関連の死亡例が2年連続して発生しました。
　これこそが、「受けないほうがずっと安全」という、いまの日本脳炎ワクチンの非合理さを、象徴的にしめす事実です。

若年者での発症はほぼゼロ

　日本脳炎は、コガタアカイエカを中心とする吸血蚊により媒介されるウイルス感染症です。
　第二次大戦後の混乱期には、数千人規模の発症をくり返していましたが、1960年代の後半から激減。最近の20年間は毎年ひとケタで、そのほとんどが

高齢者です。20 歳未満の若年層では、 0 〜 2 人で推移しています。

　『予防接種ガイドライン』には、「ブタ間での流行は、毎年（中略）約80％以上の感染率をしめし」「感染者100 〜 1000 人に 1 人が脳炎を発症」「かつて好発年齢であった幼児、学童は、予防接種対象年齢にあたっており、（予防接種によって）現在はほとんど発症が見られなくなった」と記述があります。

　つまり、流行はあり、感染すると重症化するが、日本脳炎ワクチンが有効であると、その必要性を述べています。

　しかし実際は、日本脳炎は人から人には伝染しない感染症のため、蚊に刺されたその人に抵抗力がなければ発症するはずです。人から人への伝染力の強い麻しんのように、高い接種率で流行を防ぐことはできないはずです。

　仮に、若年層で接種していない100 万人に抵抗力がないとします。そして、毎年の感染率を 10％とすると、感染者は 10 万人となります。厚生労働省試算の「感染者100 〜 1000 人に 1 人が脳炎を発症」にあてはめると、感染者 10 万人の場合は100 〜 1000 人の脳炎患者が毎年発生しなくてはなりません。ところが、20 年以上のあいだに、若年者の発症

はほとんど見られません。

2004 年ワクチンで女子中学生が重い障害

　2000 年に、国立感染症研究所が、日本脳炎ワクチンを接種したこどもたちと非接種のこどもたちの抗体保有率を調べています【図1】。

　調査によると、接種群では4歳で90％が抗体を保有しています。これはワクチンによって人為的に獲得させたものでしょう。ところが、10歳になると、非接種群でも約80％が抗体を保有（自然感染）していることがわかりました。つまり、蚊やウイルスがいても、発病せずに、自然に抵抗力をつけているのです。

　一方、ワクチン接種という人為的な処置により、多くの害反応（厚生労働省の用語では「副反応」）が毎年発生しています。

　とくに脳炎、ADEM（急性散在性脳脊髄炎）をふくむ重篤な中枢神経系障害が、毎年数人に起きています。2003 年は ADEM が 6 人に発症、翌 2004 年に 13 歳の女子中学生が ADEM により重症心身障害となり、この事例において日本脳炎ワクチンと健康被害との因果関係が認定されました。

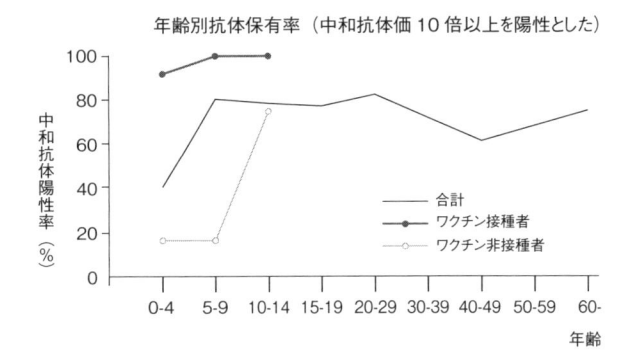

【図1】 年齢別日本脳炎抗体保有状況、2000年
（感染症流行予測調査）

接種差し控えの5年で増えなかった患者数

　この事態を受けて、2005年6月厚生労働省健康局は、「平成3年以降、日本脳炎予防接種で13例にADEMの健康被害が発生、ほかのワクチンにくらべて被害救済例が多い」ため「マウス脳による製法の現行ワクチンの積極的勧奨はおこなわない」「よりリスクの低いと期待される組織培養法（中略）供給に応じ接種勧奨を再開」とするとし、「積極的勧奨差し控え」の勧告を出しました。すすめはしないが、中止にはせず、希望者には接種するとしたのです。

　これにより、80％以上あった接種率は、2005年度22％、2006年度には４％へと激減。2010年に再開されるまでの５年間、接種率は大きく低下しましたが、日本脳炎の患者数はまったく増えませんでした。

再試験を必要としたあぶない製剤

　積極的勧奨差し控え勧告と同じ年、化学及血清療法研究会（通称「化血研」）と阪大微生物病研究会（通称「阪大微研」）から、「乾燥細胞培養ワクチン」の製造販売許可申請が出されました。

　これら新ワクチンは、ウイルスを培養するのに、それまでの旧ワクチンがマウスの脳組織を使用していたのを、アフリカミドリザル腎臓由来株化細胞（Vero細胞）を使うため、リスクが少ないと期待されていたのです。

　新ワクチンは、申請の翌年にも承認・認可されるといわれていました。しかし、旧ワクチンとの比較臨床試験で、全身の発熱や接種部位の発赤、腫脹などの害反応において２倍前後高い発現率をしめしたのです。そのため、承認が延期され、2007年になって追加試験が開始されました。そして、先行の阪大微研製「ジェービック」が、2009年１月に新ワ

クチンとして承認されました。

　しかし、承認時に提出された審査報告を検討すると、安全性の面で新ワクチンのほうがさらに危険であることがわかります。

　追加試験では、新ワクチンを、旧ワクチンで高い害反応が生じたもともとの濃度（H剤）、その半分の濃度（M剤）、4分の1の濃度（L剤）の3段階で比較しています。

　【表1】は、追加試験で見られた中枢神経系のおもな症状の出現率です。高い頻度で、濃度に関連しないで症状が出現しています。

　この試験結果がしめしているのは、新ワクチンは「量が少なくても、アレルギー反応により髄膜刺激症状や大脳機能の変調を起こす危険性がある」ということです。

　医薬品医療機器総合機構は、H剤は旧ワクチンの2倍の害反応をしめしたが、M剤はH剤の半分の濃度のため安全であろうと判断。旧ワクチンとの直接的な安全性の比較をすることなく、M剤を新ワクチンとして審査を通してしまいました。

　厚労省健康局は2009年6月、新ワクチンによる接種の積極的勧奨を再開しました。新ワクチンは、差し控え通達にいうところの「よりリスクの低いと期待される」ものではないにもかかわらず、です。

【表1】臨床試験で見られた精神・神経系症状の出現率

精神・神経系有害事象	H剤 N = 126	M剤 N = 123	L剤 N = 121
神経系障害	12 （9.5%）	8 （6.5%）	9 （7.4%）
頭痛	12 （9.5%）	8 （6.5%）	8 （6.6%）
振戦	0	0	1 （0.8%）
精神障害	5 （4.0%）	8 （6.5%）	4 （3.3%）
気分変化	3 （2.4%）	6 （4.9%）	2 （1.7%）
異常行動	0	1 （0.8%）	1 （0.8%）

日本脳炎

再開後、害反応報告が倍増

　積極的勧奨差し控え勧告の翌 2006 年には 14 万人に落ちこんでいた接種者数は、勧奨再開とともに 2009 年 107 万人、2010 年 232 万人と増加しました。

　同時に、害反応の報告も増えていきます。新ワクチンを本格的に使い始めた 2010 年度は報告総数 109 人、総件数 151 件。脳炎 3 人、けいれん 12 人、運動障害 1 人など、以前と同様に脳神経系を中心に害反応が報告されています。

　10 万接種あたりの報告頻度でみると、旧ワクチンによる接種の時期では 1.3 ～ 2.1 だったのが、2010 年度は 2.5 と過去最高となっています。

　また、新ワクチンの承認時から 2011 年 1 月 31 日までに、薬事法にもとづく副作用報告（害反応報告）が 108 件なされていますが、うち 31 件 28.7%

【表2】 中枢神経系の副作用報告

副作用名	件数
ジスキネジー	1
てんかん重積状態	1
意識消失	1
意識変容状態	1
急性散在性脳髄膜炎	1
構音障害	1
小脳性運動失調	2
振戦	1
第7脳神経麻痺	1
頭痛	1
熱性痙攣	10
脳炎	1
脳症	1
片麻痺	2
痙攣	6

(2011年1月時点)

が中枢神経系の多彩で重篤な症状【表2】であり、臨床試験での予測が現実のものとなっています。

定期接種の再開で、接種されるこどもの数が増えるとともに、後遺症や入院件数が激増しています【表3】。

冒頭に申し上げた通り、この状況のなかで予防接種関連の死亡事例が2年連続で起きているのです。

こどもたちに利益は見当たらない

患者発生状況、抗体の自然獲得、臨床試験の結果、再開による害反応の報告など、どれをとっても、接種を受けるこどもたちにとっての利益は見当たりません。

現在の日本において、蚊に刺されてこどもが日本脳炎になる危険性はほとんどありません。それでも日本脳炎ワクチンを打ち続けようとする理由はなんなのでしょうか？

【表3】 日本脳炎患者数と害反応被害の年次推移

		2009年	2010年	2011年	2012年	2013年
日本脳炎患者数	総　数	3	4	9	2	8
	20歳未満	2	1	2	0	0
予防接種者数		1,526,771	4,367,716	5,611,321	＞2,945,263	?
副反応報告	症例総数	28	109	?	?	?
	報告件数	31	148	146	?	?
	副反応報告頻度（10万対）	1.8	2.5	?	?	?
	副反応 脳炎・脳症	1	3	9	4	＞5
	副反応 けいれん	1	12	13	?	?
	副反応 アナフィラキシー	1	1	2	?	?
	予後 入院	5	10	30	?	?
	予後 死亡	0	0	0	2	1
	予後 後遺症	0	1	未回復2	?	?

↑**再開**　　　　　　　（2014年10月時点）

　『予防接種ガイドライン（2011年度版）』に、この新ワクチンは、「国内ではVero細胞をもちいて製造されるはじめての医薬品となる」ことが書かれています。

　これから広げようとする新しいワクチンの製造法において、害反応などなんらかのデータを収集する必要があるのかもしれません。それならば、ていねいに説明をして、納得を得ながら、希望者にだけ接種すればよいのではないでしょうか。

　このようなワクチンを、行政が積極的に勧奨する必要はありません。

（入江紀夫）

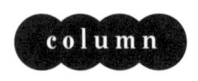

学校からのお知らせ、こどものため？

養護教員・松田亮子（仮名）

「う〜ん、私は接種しないけどね……」

　かぜが流行し始めると、インフルエンザの予防接種に関する声が聞こえだします。とくに中学3年生の場合は、生徒よりも教員のほうが「予防接種、すませてきましたよ」と少し誇らしげにいったりしていることもあります。「生徒にうつすといけないでしょう。それに、かかっても軽くすむから」と、決まりごとのようなセリフです。

　こどもたちからは「先生、予防接種は受けておいたほうがいいよね？」と尋ねられ、「う〜ん、私は接種しないけどね。予防接種は人によって副反応が出ることがあるから、家の人とよく相談してみて」と返すことしかできない自分。心のなかでは、「接種しなくてもいいのに」と思いながらも、明確に言葉にすることはできません。

養護教員の知らないうちに配布！？

　インフルエンザにかぎらず、すべてのワクチンは個別接種であり、本来なら役所の保健福祉課から対象者の自宅に直接通知が届き、受けたい人が受けたいときに医療機関で受けられればよいはずです。

　それなのに、学校現場ではいまだに自治体の教育委員会を通してチラシ配布の依頼を受けたり、未接種者に積極的勧奨をおこなうよう通知が来ることがあります。麻しんについ

ては、集団接種を実施しようとする自治体もありました。

　ほとんどの場合、役所の保健課から学校に届けられたチラシは、管理職が養護教員と相談し、学級ごとに配布したりしますが、ややもすると養護教員に知らされることなく配布され、保護者からの問いあわせによって配布されたことを知ることもあります。

　ときには、配布だけにとどまらず、校長会を通じ、「保健だより」に記載するようにいわれることさえあります。それも勧奨する立場からの記載です。保健だよりに副反応などの情報を掲載した場合、書き直しを求められることがあります。

　学校はあくまでも、公平な立場で、保護者やこどもたちに多くの情報や判断材料を提供するべきだと考えるのですが、いろいろな状況を考えて当たりさわりのない内容を記載するに止まってしまいます。

　保護者やこどもたちの多くは、予防接種の副反応についての知識を持ちあわせていません。受けるべきもの、もしくは受けたほうがよいと思っています。受ける側の権利として知っておくべき情報さえ知らされていないことは問題です。

　学校という教育の場で、集団に対してチラシ配布やお知らせをすることには、学校がすすめていると保護者に思わ

せてしまうこと、強制力が働くこと、ワクチンの有効性・安全性・必要性などの情報周知の問題や課題があります。

協力という名の強制にふりまわされて

そしてなにより、一律に接種する必要があるのかということです。保健福祉課に問いあわせても、納得のいく回答など返ってくるはずもありません。

それなのになぜ、学校の通知を媒体にしなければならないのでしょうか？　研究者のなかでも見解のわかれるワクチンの接種率をあげることが、そんなに重要なことなのでしょうか？

行政は、学校からのお知らせには多少なりとも強制力が働くことをわかっていて利用しているはずです。意外と理解できていないのは、学校の教職員かもしれません。そして安易にメディアから得た情報が正しいかのような発言をしてしまったりするのです。

しかし、どんな教職員も「こどものため」と思っているにちがいありません。ただ、本当に「こどものため」になるのかどうかはべつの問題だと思います。

メディアからの一方的な情報や、厚生行政からの「協力」という名目の強制にふりまわされる学校の現実は、過去も現在も変わらないままかもしれません。

｛ヒ ブ（Hib、b型インフルエンザ菌）｝

ほとんどが
いつのまにかかかって軽くすむ？

健康な乳幼児の鼻やのどにいる菌

　ヒブとは「b型インフルエンザ菌」の略称で、インフルエンザの原因が特定されていなかった時代に、インフルエンザをひき起こす病原体と誤解されてつけられた名前が、いまも和名として使われています。

　インフルエンザ菌は、鼻やのどにすみついている「常在菌」で、健康な小児の60〜90%にあります。このインフルエンザ菌の、aからfまである莢膜型といわれる菌のうち、b型をヒブといいます。

　ヒブは、一般の健康な乳幼児の鼻やのどに1.4〜5%検出されるといわれ、香川県の平成12〜14年度の研究では、乳幼児で1.4%、大人でも1.4%検出されました。ある調査によると、保育園児では3〜11%の保菌率でした。べつの報告では、健康な就学

前児童と学童では2〜5％に保有しており、乳児、成人では少ないといいます。

ヒブは「常在菌」

　細菌やウイルスなどの微生物を、すべて悪いものと考える医師がいますが、そうではありません。

　たとえば、ヒトの腸には大腸菌をはじめ、多くの菌がすみついて、外来の菌やウイルスなどを排除してくれています。皮膚には、黄色ブドウ球菌がすんでいて、外来の病原菌やウイルスを排除してくれます。多くの微生物は、いってみれば私たちの「見えざる同盟軍」。それが「常在菌」なのです。

　常在菌をもっていても、発病はせず、人間の側の抵抗力が落ちたときに発病し、その落ちる程度によって、軽くすむか、重症化するかが決まります。

　ヒブもまた常在菌です。ほとんどのこどもは、いつのまにか感染して、発症しても軽くすみ、5歳以上のこどものほとんどに抗体ができます。

　感染症情報センターでも、「ヒブに感染しても、そのほとんどは無症状ですが、一部の人では重症の感染症を起こす場合があります」としています（2012年12月）。

日本では少ない「侵襲性感染症」

　乳幼児の死亡率の高い三大感染症は、敗血症、髄膜炎、肺炎です。その多くは細菌が起こし、現代では「侵襲性感染症」と呼ばれています。日本では栄養や衛生状態、社会経済的な向上によって侵襲性感染症は大幅に減少し、ヒブワクチン導入前のアメリカより発病が低いのが現状です。

　この侵襲性感染症の原因菌のひとつがヒブですが、欧米諸国にくらべ日本は、ヒブによる侵襲性感染症が少ないのです。

　すべての細菌による乳幼児の重症な病気は、髄膜炎、敗血症、肺炎、喉頭蓋炎などで、年300 ～ 450人と推計されています。2009 ～ 2010年の国立感染症研究所のヒブ感染症200例の調査では、2歳以下が82%を占めていました。まだ自分で免疫をつくれない乳幼児がかかりやすいことがわかります。

　また、1996 ～ 7年の6都道府県の調査では、死亡率は4.7%、後遺症は23.3%（硬膜下水腫、聴力障害、てんかん、その他発達障害・運動障害など）。厚生労働省のQ＆Aでは、ヒブ感染症は年700人

＊1　竹内一（耳原総合病院小児科）による。

83

で、うち髄膜炎は400人、死亡率は0.4〜4％、後遺症27.9%としています。

3歳をすぎると抗体保有率が急上昇

ヒブに感染してもほとんどが無症状で、一部が上気道感染症を起こし、まれに侵襲性感染症になるようです。ヒブワクチンを接種した乳幼児の、接種前の抗体保有率は13.4%という[*2]データがあります。また、あるデータ[*3]では、3歳以降抗体保有率は急速に上昇し、5歳以上のこどもにはワクチン接種は必要ないといいます。

ヒブは人から人へと感染する細菌で、感染経路は健康保菌者からの飛沫感染、または手や口からの接触感染です。生後すぐの赤ちゃんは保菌していません。

ワクチン先行のアメリカとイギリスの実績は

アメリカでも、ワクチンの導入前には、小児の2〜5％に保菌者がいました。

イギリスでは、小児の保菌者はワクチン非接種群6.3%、接種群1.5%でした。接種しても完全には菌は消えていません。

アメリカでもイギリスでも、ワクチン接種しても

100％は予防できず、1〜2％はかかってしまい、10万人に1人が髄膜炎を発病するといいます。

2010〜12年の厚労省「庵原・神谷班」の調査では、接種後にヒブ侵襲性感染症に13例かかっています。「ヒブワクチンが普及したら、ヒブ感染症が減った」というのが唯一の有効性の根拠で、実際の疫学的証明はありません。

10万人接種で0.02〜1人死亡と試算

「アクトヒブ」（ヒブワクチン）の国内の臨床試験では、3回の接種のいずれも、主に局所反応が約50％に出ています。

2012年5月までに、ヒブワクチンと肺炎球菌の同時接種で13人、ヒブ単独接種で3人死亡しています。しかし、ほかに原因が見つからないのに、原因不明とか調査中とか、乳幼児突然死症候群の紛れこみ事故としてかたづけられ、副反応となかなか認定してくれません。

厚生労働省の「医薬品対策部会安全調査会子宮頸がん等ワクチン予防接種後副反応検討部会」のデ

＊2　岩田敏（国立病院機構東京医療センター統括診療部長・小児科医）による。
＊3　竹内一（耳原総合病院小児科）による。

ータのとおり、「ヒブワクチンの死亡率を 10 万人に 0.02 〜 1 人程度」とすると、5 歳未満児全員が接種した場合には 10 〜 54 人がワクチン死することになります。すると、ヒブによって起こる侵襲性感染症の死亡数とちがいがなくなり、ワクチンの有効性の根拠がなくなります。

ワクチンの評価は「マイナス」

欧米では、ヒブ以外のインフルエンザ菌の侵襲性感染症がだんだん増えています。予防接種によってヒブ菌が減り、そこへほかの菌が入りこんできたためのようです。これを「菌交替現象」といいます。

すべてのワクチンは、完全でも（100％有効）、安全（副反応がない）でもありません。

1960 年代の小児科学会には「予防接種特別委員会」という組織がありました。その予防接種の評価基準は、①病気のおそろしさ、②流行のおそれ、③ワクチンの有効性を（＋）とし、④病気の治療法の確立、⑤ワクチンの副反応を（−）とし、これで判断して（＋）が多ければ、採用すべきであるとの結論でした。

この評価基準に合わせてヒブワクチンを検討すると、私の判断ではマイナスが多く、否定的です。

　アメリカの小児科の予防接種の専門家も、①ワクチンの副反応のリスク、②その病気にかかった場合の死亡率と合併症を減らす利益、そのふたつを天秤にかけるといいます。この基準で検討しても、やはりヒブワクチンは受け入れられません。

同時接種で death亡者

同時接種で死亡者

　私は、ヒブ感染症は、人間の側の抵抗力の落ちたときに発病する病気で、健康な人は発病しないと考えています。いままで述べてきたように、健康な子からも菌が検出されるからです。

　ワクチンは5歳未満対象で、とくに乳児早期からの接種がすすめられています。しかも複数のワクチンの同時接種が認められてしまいました。ヒブワクチンと肺炎球菌ワクチンの同時接種での死亡者も出ており、その原因はわからないのに、接種が続けられています。

　健康な赤ちゃんやこどもが、予防接種後にある日突然死亡したり、重篤な後遺症が残ったら、どうでしょうか。これは、現実に起きていることです。

（黒部信一）

{肺炎球菌（乳幼児用）}

「常在菌」排除の
デメリットとは？

多くの乳児がもつ「常在菌」

　現在、肺炎球菌ワクチンは３種類。乳幼児用は
13 価（以前は７価）、そして高齢者用は 23 価です。
この「13 価」「23 価」とは、何種類もある肺炎球菌
の型のうち、13 種、23 種の型に対応しているとい
う意味です。

　肺炎球菌は気道の「常在菌」であり、保菌してい
ても、かならず症状が出るわけではありません。

　「佐渡島出生コホート研究 2008 年」では、健康保
菌者（肺炎球菌を体内に保有しているが発病してい
ない人）は、出生 349 名のうち、生後４ヶ月 17.3
％、７ヶ月 27.5％、10 ヶ月 36.2％、１歳６ヶ月 48
％、３歳 38.2％。また、10 ヶ月児の約半数、３歳
児では 80％近くが、少なくとも一度は肺炎球菌を保

菌していました。

　あるデータによると、保育園児の入園時27.8%、入園後1〜2ヶ月たつと88.9%が保菌していたといいます。つまり、多くの乳児が、肺炎球菌を高率にもっているのです。[*1]

　アメリカの『ハリソン内科書』では、小児の約半数は、1歳までに、少なくとも1回は肺炎球菌の定着を起こしていて、健康保菌者は5歳未満の小児で20〜50%、5歳までに70〜90%が肺炎球菌を鼻咽頭に保菌するようになっているといいます。[*2]

　定着は高頻度に見られますが、疾患を起こすことはまれです。病気に対する免疫は1〜2歳未満では十分に発達しておらず、感染しやすくなるといいます。しかし、感染し、定着しても、発病することは少ないのが特徴です。

　感染経路は、呼吸時の飛沫による感染です。

咽頭喉頭炎、中耳炎など軽症が多い

　肺炎球菌はヒトの鼻咽頭（びいんとう）に定着したあと、多くは直接、鼻・咽頭喉頭・気管支に侵入し、副鼻腔炎、

＊1　竹内一（耳原総合病院小児科医）による。
＊2　定着とはある一定期間保菌状態にあること。

中耳炎、気管支炎などの感染を起こします。一部が血中に入り、重症化します。

　小児では 21 〜 59％が、ある時期にのどに菌をもつという[*3]データがあります。一度新種がのどにつくと、1 ヶ月以内に発病するといい、咽頭喉頭炎、中耳炎などの軽症が多いといいます。

　ヒブ感染と同じく、菌をもっていても、健康なときには発病せず、抵抗力が落ちたときに発病し、抵抗力の落ちる程度によって軽くすむか重症化するかが決まります。

世界にくらべて重症者が少ない日本

　肺炎球菌は、乳幼児の三大感染症の敗血症、髄膜炎、肺炎を起こすことがあります（これらを「侵襲性感染症」と呼ぶ）。さらに、喉頭蓋炎やウイルス感染、とくにインフルエンザ後の二次感染症のおもな原因にもなります。

　1999 年〜 2001 年の「感染症発生動向調査」では、細菌性髄膜炎は 763 人。その半数の病原菌がわかっており、うち肺炎球菌は 90 人、全体の 12％でした。

　国立感染症研究所のファクトシートでは、侵襲性感染症は、5 歳未満人口 10 万人当たり 21.7 人

（2008年）〜23.6人（2009年）。全国での年間推定発生は1177人（2008年）〜1281人（2009年）でした。

　罹患するかしないかは、『ハリソン内科書』によると①社会経済的状況 ②免疫不全などの潜在的危険因子 ③遺伝的要因によるとみられているといいます。

　厚生労働省のQ＆Aでは、肺炎球菌は年1200〜1300人が罹患し、うち髄膜炎は150人、死亡率はその2％の3人くらい、後遺症は10％の15人くらいで、治癒は88％といいます。後遺症としては、国立感染症研究所のファクトシートでは、難聴、精神発達障害、四肢麻痺、てんかんなどが、10％残るといいます。

有効性──根拠の高いデータなし

　ワクチンがカバーしている肺炎球菌の型は、8割に届きません。

　しかもアメリカでは、ワクチンがカバーしている型でも接種後1〜3％はかかってしまうといい、4回接種者でも肺炎球菌菌血症になっているというデータもあります。

＊3　山本英彦（小児科医、大阪赤十字病院）による。

91

また、カバーしていない型の肺炎球菌でも、髄膜炎などの重症感染症は起きます。

　合計25種の肺炎球菌が重症感染症を起こすことがわかっていますが、小児には、13価ワクチンしか使われていません。

　ワクチンの効果の証明は、侵襲性感染症の発症率が日本の10倍も高いアメリカの疫学データを根拠とし、日本での根拠のデータはありません。しかも、サーベイランス（調査監視）の充実がないため、効果判定は主観的です。

　さらに、世界の共同研究による効果判定には、地域・社会の経済状態、気候、人口密度、個人の生活レベル、保育環境、保育のしかたなどのちがいによって、肺炎球菌により発症するかどうかの条件がさまざまなので、判定には誤差があります。

原因不明と処理される副反応

　2012年5月までに、肺炎球菌とヒブワクチンの同時接種で13人が死亡しています。

　国内臨床試験では、注射部の紅斑80〜71％、注射部の硬結（こうけつ）・腫脹71.8〜64.5％、発熱（37.5℃以上）24.9〜18.6％、易刺激性20.4〜11.2％、傾眠状態21.5〜10.7％、注射部疼痛（とうつう）・圧痛12.7〜7.5

％といいます。

　副反応の研究はきわめて弱く、常在菌のため、原因菌と常在菌の区別ができず、重症の副反応の原因の判定がむずかしいのです。

ワクチン以外の型が増えたアメリカ

　乳児や低年齢児では十分な免疫を作れず、また接種により獲得された免疫は数年後には弱まり、追加接種による免疫の強化効果は認められません。

　気道粘膜での菌定着を防ぐ効果はあまり期待できず、集団の一定率の人の免疫を上げると集団全体の免疫が上がる「集団免疫効果」にとぼしいです。

　肺炎球菌ワクチンが普及した欧米諸国では、ワクチン株以外の肺炎球菌感染症が相対的に増加しています。アメリカでは、7価ワクチンが普及したら、それにふくまれない型の肺炎球菌が流行したので、さらに13価ワクチンがつくられました。

　『ハリソン内科書』によると、アメリカのデータでは、23価ワクチンは5歳未満では84％に有効だったが、18〜64歳では76％、65歳以上ではわずか65％にしか有効ではなかったといいます。

肺炎球菌

排除してはいけない

　ヒブワクチンと肺炎球菌ワクチンが早くから導入されているアメリカでも、ようやく導入された日本より、乳幼児死亡率は高いのです。日本の乳幼児死亡率を見たら、ワクチンを導入する必然性はあるのかどうかはわかりません。

　ヒブや肺炎球菌など個々の病気で判断するよりも、侵襲性感染症全体の罹患率、乳幼児の死亡率で判断すべきだと思います。日本は、侵襲性感染症はアメリカの10分の1。乳幼児死亡率は世界でもトップクラスの低さです。

　常在菌のため撲滅は期待できず、ワクチンの影響による「菌交替現象」から、際限ない接種や、成人への接種拡大という議論にもなるでしょう。ある常在菌をワクチンで抑えてしまうと、今度はべつの菌が入りこんできて、すみこみます。そしてまた抵抗力が落ちたときに、発病するのです。さらにワクチンで防ごうとすれば、やはりまた新たな菌が入りこんできます。

　常在菌は、人間の同盟軍なのです。それを排除してはいけないのではないでしょうか。

（黒部信一）

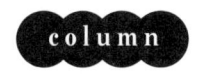

肺炎球菌、お年寄りもターゲットに

NPO法人コンシューマネット・ジャパン理事長・古賀真子

高齢者の３～５％に存在する菌

　成人以降の肺炎のうち１／４～１／３は、肺炎球菌が原因だと考えられています。高齢者では、３～５％の割合で上咽頭に肺炎球菌が存在し、なんらかのきっかけで肺炎等の下気道感染を引き起こすとされています。

　治療は全身管理、抗菌薬の投与が中心とされ、近年ではペニシリン耐性株やマクロライド耐性株の増加から、ワクチンがすすめられています。

効果に疑問のまま自治体が助成

　1984年、アメリカで23価ワクチンが認可。1992年の販売開始から、何度か定期接種化がいわれてきましたが、日本では1988年11月にＭＳＤ株式会社の23価ワクチン「ニューモバックスNP」が認可されました。

　テレビＣＭもさかんですが、定期接種前は836市町村（48.0％）で助成事業があり、うち24市町村では、接種費用は全額公費負担。１回接種当たり3000円～3500円の助成をしていました。2014年10月からは高齢者へのＢ類型での定期接種となりました。

６ヶ月間20万人接種で、副反応報告50人

　2013年４月～14年７月のあいだに、のべ146万

 肺炎球菌、お年寄りもターゲットに

6708人が接種、重篤な副作用が11例報告されています。2014年1月〜7月までの副反応報告は、のべ20万7765人接種のうち、製造販売業者から37人、医療機関から13人、うち重篤が3人。全身性炎症反応、注射部位蜂巣炎、肺炎球菌性肺炎、片側失明、浮動性めまい、起立歩行障害、発熱、ギランバレー症候群などが報告され、死亡例もあります。もともと疾患があった人も多く、接種との因果関係は認められず、追跡調査もされていません。

　なお、2014年6月から「プレベナー」（13価）肺炎球菌ワクチンが高齢者にも打たれるようになりました。小児用との打ちまちがえも起きています。

むしろ大切なのは介護の整備

　母里啓子さんは「高齢者の肺炎は、ほとんどが誤嚥によるもの。23価ワクチンは効かず、ワクチンがカバーしていないほかの90数種の肺炎球菌による肺炎には対応していない。元気な人には不要で、高齢化して抵抗力が落ちたお年寄りには効果が否定される」としています。

　定期接種となれば、インフルエンザ同様、ますます接種があたり前のようになっていくと思われます。医療費抑制として高齢者の自己負担金も増加するなかで、本当に必要なのか。受けたくない人の権利を守ることも必要でしょう。

{ 子宮頸がん （HPV）}

ワクチンで防げる型は
かぎられている？

ヒトパピローマウイルスの種類は 100 種以上

　子宮がんには、子宮の出口のところにできる子宮頸がん（けい）と、子宮の中のほうにできる子宮体がんの2種類があります。

　子宮体がんは、子宮内膜に発生するがんで、ホルモンが関係します。子宮頸がんは、子宮腟部粘膜に（ちつ）発生し、ヒトパピローマウイルス（以下、ＨＰＶ）というウイルスのうち、ハイリスクグループに属するものに感染することで起こります。

　このＨＰＶは、皮膚と粘膜に常に存在する、イボをつくる古くからあるウイルスですが、変異をくり返し、現在では 100 種類以上のタイプがあります。ＨＰＶウイルスだけでは増殖できず、子宮頸部の粘膜の上皮細胞に入りこんで、その中で増殖し、生き

続けます。性交渉のある女性の約８割が、生涯のうちで一度はハイリスクグループのＨＰＶに感染した可能性があるといわれています。

ウイルスは自然に排除されることも

しかし、感染しても、ほとんどの人では、局所の免疫機能と、子宮腟部の上皮細胞が再生され表面から脱落することによって、ウイルスも排除されます。

子宮頸部粘膜の一番下には基底膜があり、そのすぐ上にある基底細胞が増殖することによって、その上にある上皮細胞を次々とつくっていきます。新しい細胞ができると上の細胞を押し上げていき、押し上げられた古い細胞は、最終的にはがれ落ちていくのです。

このように、ＨＰＶに感染しても、ウイルスが入りこんだ上皮細胞がはがれ落ちてしまえば、ウイルスは消えてしまいます。

「上皮内がん」のうちに発見すれば完治する

100 種類もあるＨＰＶのうち 15 種類ぐらいが、子宮頸がんと関係するハイリスク群とされ、そのうちの主要なものが 16 型や 18 型です。

【図】発がん性 HPV の感染と子宮頸がんへの移行

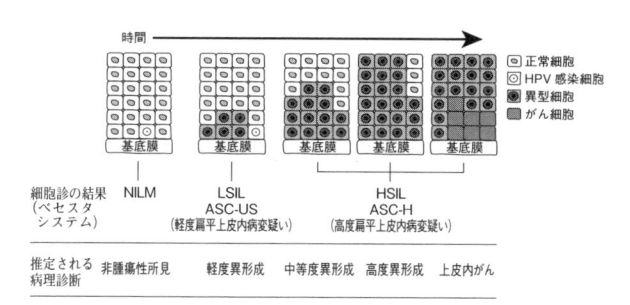

上皮細胞の中に、このハイリスク群のHPVが感染し、次々とできる上皮細胞の中になんらかのきっかけでウイルスがたまったままの状態になると、はがれ落ちてもウイルスが消えなくなります。

これを持続感染といい、この状態が5年から10年ぐらい続くと、そのウイルスが上皮細胞のDNAに影響をあたえ、がん化します。

ハイリスクHPVの感染からがん化までは、数年から十数年かかりますが、この間の軽度から高度の異形成をへてがん細胞が出現するまでの変化を、子宮がん検診で見つけようとしているわけです【図】。

基底膜よりも上の細胞だけががん化している場合を「上皮内がん」といいます。この段階であれば、子宮を残してがん化した部分だけを円錐形に切除すれば

子宮頸がん

がんは完治し、妊孕性（妊娠しやすさ）を残すことができますが、子宮頚管が短くなるため早産の危険は高くなります。もし、がん化した細胞が基底膜を越えて中に広がってしまうと「浸潤がん」となり、子宮を全摘するなど大きな手術が必要になります。

4つの型を予防するという意味

子宮頸がんは、ほかのがんにくらべすすみ具合が比較的わかりやすく、検診でも見つけやすいのが特徴で、さらに原因となるHPVの感染が予防できれば撲滅できるのではないかと、ワクチンがすすめられてきました。

日本で承認されている子宮頸がんワクチンは2種類です。ひとつは、ハイリスクHPVのうちの16型と18型に対する予防効果をもつ「サーバリックス」（グラクソ・スミスクライン社）。もうひとつは、同じく16型と18型、加えて低リスクHPVである6型と11型の4つの型に対応する「ガーダシル」（MSD社）です。

ふたつのワクチンのうち、4つの型のHPVに対応するガーダシルのほうが守備範囲が広いと選択されがちですし、実際外国ではシェアの8割をしめています。ただし、子宮頸がんを引き起こす可能性がある

ＨＰＶはあくまでも 16 型と 18 型であり、6 型と 11 型は尖圭コンジローマの発症に関係するものです。

尖圭コンジローマとは、直径 1 〜 3 ミリ前後のイボが性器や肛門のまわりにできる病気で、痛みやかゆみはほとんどなく良性のものですが、妊婦さんが発症すると、まれなことですが新生児の再発性呼吸器乳頭腫を起こし手術が必要になることもあります。

なお、ＨＰＶ 16 型、18 型、6 型、11 型は、外陰がんに先行してみられる場合がある外陰上皮内腫瘍と、腟がんへ進行する可能性がある腟上皮内腫瘍の発症にも関係していていることがわかっています。

しかし、外陰がんは婦人科のがんの約 3 ％（ＨＰＶ感染が原因となるのはその半数程度）と少なく、腟がんは女性器がんの約 1 ％。さらに、子宮頸がん同様に、上皮細胞がはがれ落ちてしまえばウイルスは消えてしまうのです。

ＨＰＶ ワクチン接種を受けても検診は必要

日本人の子宮頸がんになった人のうち、16 型、18 型は、29 歳以下では 80 ％以上、全体では 7 割弱です。（Onuki.M.et al Cancer Science100（7）1321 〜 1316,2009）

その他の型のＨＰＶ感染によるがんを予防できな

101

いのですから、ワクチン接種を受けたとしても、かならず検診が必要です。『予防接種と子どもの健康』にも、「ワクチン接種後も子宮頸がん検診を受けることが大切」と書かれています。

また、WHOの推定によれば、世界で約3億人がハイリスクHPVに感染し、そのうち1000万人くらいが高度異形成に進行しますが、最終的に子宮頸がんを発症した人は45万人で0.15%です。つまり、HPVに感染した1000人のうち、1人か2人が子宮頸がんになるという割合です。

このように、がんの発症率は低く、しかもワクチンは子宮頸がんのうち7割しか予防できない。1回1万5000円前後の注射を3回接種しなければならず、自治体の補助があるとしても、このような高額なワクチンが必要なのかという疑問もあります。

接種に一定の効果、オーストラリアの調査

子宮頸がんワクチンを開発したオーストラリアでは、2007年から12〜13歳優先接種対象、14歳〜26歳を第二接種対象として全員接種を開始しました。それから5年以上を経過して、その結果のデータが公表されています。

これによると、組織検査で確認できた高度異形

成（将来がんになる可能性の高い病変）の頻度は、2011年末までに子宮頸がんワクチンを接種した2万4871名（85％は3回接種）では0.48％、ワクチン非接種群1万4085名では0.64％。また、細胞診での高度異形成の疑いの頻度はワクチン接種群では1.19％、ワクチン非接種群では1.53％と、それぞれ0.72倍と0.75倍と、実施5年で有意の減少が認められたとされています。（BMC Medicine 2013,11:227）

ワクチンの安全性は？

2013年6月13日、世界保健機構（WHO）は、子宮頸がんワクチンの安全性についての情報[*1]を、以下のように更新しています。

『現在ＨＰＶワクチンの流通量1億7500万本に達しているが、前回の2009年6月の報告は2300万本が流通した時点でアメリカのワクチン有害事象報告システム（VAERS）によるもので、今回はそれに続くVAERSへの報告とワクチン安全性データリン

＊1　http://www.who.int/vaccine_safety/committee/topics/hpv/130619HPV_VaccineGACVSstatement.pdf
http://www.mhlw.go.jp/file/05-Shingikai-10601000-Daijinkanboukouseikagakuka-Kouseikagakuka/0000050384.pdf

クのもの、オーストラリアのものおよび日本の報告を GACVS（ワクチンの安全性に関する諮問委員会）で検討・報告する。

　有害事象については基本的には前回報告の結果と変わりはなく、「失神」についてはＨＰＶワクチン使用の対象数と設定条件から見て起こりうるものであることから、注射のあと 15 分は静かにして状態を観察することを固く守ることと勧告を強めている。

　オーストラリアでは、2007 年 5 月のワクチン導入直後接種した女子生徒 720 例のうちで、めまい・動悸・失神・脱力感や失語を訴えたものは 26 例（3.6％）、そのうち臨床的病状評価のために救急搬送したものは 4 例（0.6％）だったが、これらの症状に対応する器質的なものはなかった。

　また 2013 年 2 月からは 4 価ワクチンの接種対象を男子生徒に広げているが、安全性に関しては女子生徒の場合と同様であった。

　最後に、日本で報告されている複合性局所疼痛症候群（CPRS）について、800 万本流通の段階で 5 例あるとしてメディアは注目している。専門家会議では、その原因としてワクチン接種との関係は情報不足であることもありあきらかにし得ておらず、最終的な診断に達していない。調査の継続と現時点では関連性を疑う理由は少ししかないが、使用が拡大

していく際に慢性疼痛に注目する必要があり、タイムリーな臨床評価と各ケースの適切な治療につながる診断をすることが不可欠である』

　CPRS 等の慢性疼痛を対象にした医療機関を整備し、専門医による詳細な記録と、適切な診断・治療がすすめられるようにするべきです。

　日本線維筋痛症学会理事長の西岡久寿樹氏より、子宮頸がんワクチン接種後にみられる多彩な慢性疼痛症状に対して「HANS 症候群（Human papillomavirus vaccination associated with neuropathic syndrome）」という新しい疾患概念が提唱されるということもあり、厚生労働省による「痛み研究班指定専門施設」などが中心になった、実態の調査と研究が緊急に必要なことだと思われます。

まずワクチンよりも検診を

　一度ワクチンを接種すれば、現段階では 20 年ぐらいは効力が持続することがわかってきています。しかし、ワクチン接種が始まってまだ間もないため、それ以上どのくらいの期間有効かが確認できて

＊２　ある障害や病変の原因などについて、身体の器官のどこかが物質的、物理的に特定できる状態にあるということ。

いません。再接種が必要ということになるかもしれません。

結局、ワクチン接種をしても子宮頸がん検診は必要なので、検診だけでも予防できるのではないかという考え方もあります。とくに、子宮頸がんと大腸がんの検診は、多くの臓器のがん検診と比較しても有効であるとわかっているのです。

ただ問題は、日本人の子宮頸がん検診率が上がっているという報告もありますが（2010 年に 37.7%）欧米先進国の 70 ～ 80% にくらべると低いことです。その背景には、検診は婦人科でおこなわれるので、若い未婚の女性にかぎらず、婦人科を受診するには抵抗があるのだと思います。

自分の体に関心をもち、自分の体は自分で管理できるようにするためには、こどもが小さいうちから、性に関してもフランクに話しあえる親子関係をきずいておくことが必要だと思います。そのうえで、子宮頸がんワクチンの効果や副作用についてのリテラシーを身につけて、親子で十分に話しあってほしいですね。

（堀口貞夫）

本ワクチンは子宮頸がんそのものの予防ではなく、ＨＰＶウイルスに対する予防効果をねらったもので、正式名称は「ＨＰＶワクチン」です。堀口さんの原稿も「ＨＰＶワクチン」と表記されていましたが、本書では一般的に使われる「子宮頸がんワクチン」と統一しました。（編集部注）

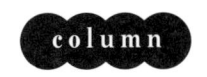

子宮頸がん定期接種の中止を！

NPO法人コンシューマネット・ジャパン理事長・古賀真子

全国に12の被害者の会

　子宮頸がんワクチンは2009年に販売開始、自治体をあげての事業接種をへて、2013年4月に定期接種となりました。

　しかし副作用の多さ、重篤さを訴える被害者団体や市民団体の声を受け、定期開始後わずか2ヶ月半で、副反応検討部会は「積極的勧奨の中止」をおこない、積極的勧奨はできないまま現在にいたっています。

　2014年3月末までに約370万人に接種。「全国子宮頸がん被害者連絡会」にはこれまで2000件以上相談が寄せられ、2015年10月現在、全国には12の被害者の会が設立されています。

　このワクチンには、がんそのものを予防する効果はなく、がん予防のためには、ほかに有効な方法（検診）がある反面、強烈な痛みや身体機能の異常、知能に関わる精神的な重大な障害を多数起こしています。

　厚生労働省もこうした訴えにこたえ、痛みの研究班や、追跡調査、相談事業を立ちあげるなどしていますが、接種との因果関係すら認められないまま、多くの被害者、家族は精神的にも経済的にも苦しんでいるのが現状です。

　定期接種じたいをやめなければ、自治体の接種体制は継続され、被害者を今後も生み出すことになります。

{水ぼうそう（水痘）}

みんなに必要な
ワクチンではない？

ワクチン定期化の妙な理屈

　水ぼうそう（水痘）ワクチンは、2014 年 10 月より定期接種に入りました。

　水ぼうそうは、もともと小児白血病やがんにかかっているこども、免疫抑制剤を使用しているこどもたちのために開発されたワクチンです。そのような重い病気を抱えているこども以外にとっては症状も軽く、ポピュラーな病気です。広く一般的に予防接種が必要な病気ではないとされていました。

　『予防接種と子どもの健康』によれば、「このワクチンを受けた者のうち、約 20％は、後に水痘にかかることがあります」という記述があります。つまり、ワクチンよりもむしろ、自然感染のほうが強力な免疫ができることがしめされています。

　定期接種導入にあたって、厚生労働省から「ファクトシート追加編」が出されています。

　これによると「水ぼうそうの治療は、多くは症状緩和のための〝対処療法〟。ただし軽症例には治療は必要なく、米国および英国のガイドラインでは、抗ウイルス薬投与を明確に限定している。一方、日本では抗ウイルス剤が多用されているため、耐性菌の問題、医療費削減のためにも、ワクチンを定期接種化する意義は大きい」とあります。

　しかし、そもそも、健康なこどもの治療に、必要のない抗ウイルス薬を投与することじたいが問題です。

重症化は 10 万人あたり約 1 例

　ファクトシートによると「小児の水ぼうそうは合併症を起こしたときに重症化しやすく、成人は水ぼうそうそのものとして重症化しやすい」ということです。

　重症化するのは 1 歳〜 14 歳で、10 万人あたり約 1 例。おもな合併症は熱性けいれん、肺炎、気管支炎、肝機能異常、皮膚細菌感染症で、まれに神経合併症ということです。

　指定された全国の小児科医 3000 カ所（定点という）から、年間 25 万人程度の患者の報告が上がっ

ています。定点以外の医療機関で受診した人もいますから、全国で100万人にのぼると推測されています。感染者は10歳未満が95％をしめ、単純に計算すると小児の重症化は年間10人程度となります。

自然のウイルスと出会えず起こること

　水ぼうそうは、初感染後、神経（知覚神経末端から脊髄後根神経節に侵入）に潜伏感染し、細胞性免疫が低下すると、再活性化され、帯状疱疹を起こすことが知られています。ワクチン接種後も、潜伏感染することがあるとわかっています。

　現在は、自然感染したあとや予防接種のあとに、自然のウイルスと出会い細胞性免疫を上げているのですが（ブースター効果）、患者数の減少により自然感染による免疫の増強が得られないで、一時的に帯状疱疹患者が増えることが想定されています。

　そのときは、水ぼうそうワクチン（米国では「帯状疱疹」ワクチンとして承認済み）を接種して追加免疫という方策をとろうと考えています。小児で2回接種して、大人になってもう1回接種するということです。

　安全性の高いワクチンといわれていますが、2013年4月～12月の9ヶ月間に「副反応検討部会」に

重篤として報告された副反応は、水ぼうそう3、帯状疱疹2、肝機能障害1、紫斑病3、急性散在性能脊髄炎1、第7脳神経麻痺1など15名にのぼります。

　これらの副作用は72万回の出荷量に対してですが、小児にとって比較的軽症な水ぼうそうという病気を考えたときに、許容範囲かどうか考えて判断してください。

（青野典子）

|notes|症状緩和のための対症療法|

①かゆみに対しては抗ヒスタミン薬の内服、外用薬としてはフェノール亜鉛華リニメント（カチリ）。

②発熱に対しては、必要があればアセトアミノフェン、イブプロフェンの投与。

③皮膚の二次感染に対しては抗菌薬の内服、外用。

④重症水痘（全身の皮疹数500個以上）、重症化が予測される免疫不全者などに対する治療薬として、抗ヘルペスウイルス薬のアシクロビルとバラシクロビルなどがあり、発疹出現から24時間以内であれば、その投与効果が大きいという。

水ぼうそう

{ロタ}

ワクチンより
水分補給と食事に注目？

毎年流行するこどもの病気

　「このところ多いのは、吐いたり、下痢したりするこどもさんです。"冬期下痢症"といって、ロタウィルスによって起こるものでしょう。大きいこどもですと、吐くだけ、下痢するだけの場合も多いようです。熱が出ても続くことは少なく、4、5日食事に気をつけることで治まっています。吐いているときでも、本人が飲みたければスポーツ飲料、水、お茶などを少しずつあたえてください。ふたたび吐いたとしても次第に吐かなくなってくるものです。飲めるようになったら、おかゆ・パンなどから、食欲にあわせてあたえてください。なかには点滴を必要とするお子さんもいますので、ひどくなるようなら診察に来てください」

　——これは、20年前の12月、待合室の白板に患者さん向けに書いたものです。こどもがかかる感染性胃腸炎は、ウィルスによるものがほとんどです。毎年この時期になると、こういったウィルス性胃腸炎の流行のお知らせをつくってきました。

よくみられる "お腹のかぜ"

　ロタウィルスによる胃腸炎は、3歳くらいまでにほとんどのこどもがかかる "お腹のかぜ" のひとつ。乳幼児のウィルス性胃腸炎のなかでは、もっともよく見られるものです。

　感染した人の便、吐いた物に触れた手指などを介して経口で感染します（糞口感染）。2回目以降の感染では、症状も軽くなり、かかっても症状が出なくなります。最近は春に流行しています。

　同じウィルス性胃腸炎でも、年長児から大人まででもっとも多いのはノロウィルスによるものです。何回もかかることがありますが、2、3日ですっかり回復することが多く、また症状が出ないケースもあります。ノロウィルスは糞口感染のほか、汚染された食品や水を介してのウィルス性食中毒を起こすことが多いのが特徴です。

ロタ

こまやかなケアで危険をふせぐ

　このうち、ロタウィルスに対して2種類のワクチンが任意接種となっています。経口生ワクチンです。月齢が高くなってからワクチンを接種すると腸重積を起こしやすくなるかもしれないとして、生後6週間から32週までに2、3回接種するようになっています（ワクチンによって異なる）。

　世界では、劣悪な環境のなか、このワクチンを必要とする地域も多いかもしれません。でも、いまの日本では、感染性胃腸炎で亡くなるこどもはきわめてまれになっています。ですから、ワクチンの目的は「病気の重症化、入院を減らすため」と書かれています。ワクチンをすすめる意見をみると、「ロタウィルス胃腸炎が重症化することで入院するケースがとても多い」とされています。実際のきちんとした統計はなく、推計で書いてありますが、どうも私の実感とちがいます。

　たしかに昔は、ロタウィルス胃腸炎で下痢もひどく、あっという間にぐったりしてしまうというケースもありましたが、ここ30年でとても軽くすむことが多くなりました。私の診療所でも、時々点滴を必要とするこどもさんはいます。でも、この25年

間で入院したお子さんはいません。

　ですから、水分補給、食事指導をきちんとすることで防ぐことができる入院・合併症（嘔吐・下痢にともなう脱水、けいれん、腎不全など）がかなりあるのではないかな、と感じています。

　ロタウィルスワクチンの効果があるとしても、ロタウィルス胃腸炎自体が、きちんと水分・食事に気を配ることで、ほとんどが自然に治ってしまう病気なのです。「この程度の病気にまで、どうしてワクチンが必要なの？」と思っています。

小児科医から見守りのアドバイス

　感染性胃腸炎にかかると、こどもさんが突然吐いてくるので、驚かれると思いますが、あわてないで手当てをしながら様子をみてあげてください。

　少し落ちつくと水分を欲しがるでしょうから、経口補水液「ＯＳ１」「アクアライト」（商品名）などをスプーン１さじくらいからあたえてください。また吐くかもしれませんが、欲しがったらあたえていいのです。こどもさんの様子をみながら量を増やしていいですね。

　水や麦茶なども徐々に欲しがるだけあたえていってください。小さい赤ちゃんだと母乳やミルクしか

ロタ

飲めない赤ちゃんもいます。そういう赤ちゃんには母乳、ミルク（いつもの濃度で）を少しずつあたえてください。「吐くことは体を守るための反応」と考えられるので、治まるのを待ちましょう。

吐かなくなったら普段食べている食事を少しずつ食欲にあわせてあたえていって大丈夫です。このころには下痢が始まっていると思いますが、食事は普通でいいのです。2、3日でかなり元気になります。

病気とゆっくりつきあう

こうして一週間くらいのうちに自然に治まっていく場合がほとんどです。ぐったりしている、涙が出ない、よだれが少ない、尿が出ない、反応が弱いなどの症状があったら、脱水で点滴が必要かもしれないので受診をしてください。

吐き気止めの坐薬は効果がはっきりしないし、下痢止めやお腹の痛み止めも使用しないほうがいいことがわかっています。整腸剤もよく処方されますが、気休め程度の効果しかありません。

無理に薬を飲ますより、食べたいものをあたえながら、ゆっくりつきあってください。しんどそうなお子さんを見るのはつらいことかもしれません、一刻も早く治したいという気持ちもわかります。でも、子育て

のなかではこういった時間も大切なのになあと思います。お子さんも、病気を重ねて丈夫になっていきます。

　また、ロタウィルスやノロウィルスは感染力がとても強いので、便や吐いた物を処理したあとは、手をしっかり洗いましょう。ウィルスは簡単には死なないのですが、食品をあつかう職場などでは徹底した注意をすべきです。家庭では限界があるので、できるだけ注意してねと私は話しています。

（高木泰子）

|notes|ロタワクチンの副作用は？|

　腸重積症が起こりにくい生後3ヶ月半までに、1回目の接種をスタートするのがよいとされている。厚生労働省副反応部会資料によれば、2種類のワクチンで2013年4月〜14年2月の11ヶ月間に108万回ぶん（40万人ぶんくらい）の製造に対し、副反応症例150例、副反応件数365件。死亡1件（生後1ヶ月半、単独接種）、腸重積症51件をふくむ胃腸障害185件、急性散在性脳脊髄炎4件をふくむ神経系障害22件の報告がある。つまり、腸重積症が起こりにくい時期に、副反応が起きているということになる。なお、ワクチン導入前5年間（2007〜11年）に、小児科入院施設のある医療機関で5歳未満小児腸重積症入院患者の情報を調査した（8道府県について解析）報告では腸重積症は2003人で、原因不明が70％、原因がロタウイルスは0.6％（IASR02014, 3月号）。全国的な調査はされていない。

{インフルエンザ}

こどもに重い副作用は
でてないの?

インフルエンザはかぜの一種

インフルエンザは、インフルエンザウイルスがのどや鼻の粘膜にとりつき、気道に感染して起きるウイルス性呼吸器感染症で、いわゆる「かぜ」の一種です。

流行の規模は一定ではありませんが、毎年おもに冬季に流行が見られ、世界中の、どの年齢層でもかかりやすい感染症です。小児の脳炎と、高齢者の肺炎が重症化しやすいとされ、ワクチン接種の必要性がいわれています。

「学童を防波堤にして高齢者や乳幼児を守る」という考え方により、40年あまり続いた集団接種が前橋データなどにより中止されたあとも、有効性について疑問があるなかで、2001年から高齢者が努力

義務のない定期接種（B類〈旧二類〉）の対象とされ、家庭でも高齢者施設でもワクチン接種が定着しています。

　しかし、インフルエンザによって高齢者が亡くなるのは、合併症の肺炎（嚥下性肺炎）によるもの。

　高齢者についても、小児についても、ワクチンの有効性は評価にたえないデータによるものです。

変異が速くワクチンは作れない

　インフルエンザウイルスにはA、B、Cの3型があり、流行するのはA型とB型。ウイルス粒子表面

＊1　前橋データ／1979年、学校での接種後に起きた7歳児のけいれん事故をきっかけに、前橋医師会が、前橋市と近隣地域の6年におよぶ接種者と非接種者の罹患率の疫学調査の結果、ワクチンを接種してもインフルエンザにかかる割合が変わらなかったことをあきらかにしたもの。現在でも、世界的にみても前橋データを上まわる疫学調査はおこなわれていない。

＊2　B類〈旧二類〉／国が予防接種法上の予防接種として積極的にすすめているのがA類疾病（麻しん、風しん、DPTなど）の定期接種（法定接種として努力義務接種とされるもの）。インフルエンザは2001年改正の際、効果に限界があるために、高齢者に限定し、定期接種のなかに二類（現B類）という努力義務を課さない範疇を設けて導入したもの。しかし「高齢者について「予防接種を受けるよう努める必要はなく、自らの意思と責任で接種を希望する場合のみ接種を行い、積極的な接種勧奨にならないようとくに留意する」（『インフルエンザ予防接種ガイドライン』）というように、じつは「積極勧奨はNG」だといえる。ガイドラインでは、むしろ、意思確認できない場合についての積極的勧奨にならないよう注意書きがなされている。

には赤血球凝集素（ＨＡ）とノイラミニダーゼ（ＮＡ）の糖蛋白があり、Ａ型のＨＡは15種類、ＮＡは9種類の抗原性の異なる型があります。これらの様々な組みあわせをもつウイルスが、ヒト以外にもブタやトリなどあらゆる動物を宿主として感染しながら世界中をめぐり、型を変え、時には新しい型が出てきます。

　インフルエンザの1年はヒトの百万年といわれるほど、ウイルスの抗原変異が速く、その年に流行する型にあわせたワクチンをつくることは容易ではありません。

　ワクチン株の選定がむずかしいうえに、作成の際ウイルスを増殖させる「鶏卵馴化」により効果の高いワクチンはできないとされ、常に新しいワクチン開発の必要性がいわれています。

　日本で使われているワクチンは、ＨＡのとげの部分のみ使った「コンポーネントワクチン」といわれるタイプです。1972年に改良された当時は「水のような非力なワクチン」といわれていました。

インフルエンザ関連脳症の原因は解熱剤

　2009年ごろから、インフルエンザとかぜのちがいが強調され、最近はご当地キャラのポスターで接

種がすすめられています。

インフルエンザは、感染から1〜3日の潜伏期間の後に、発熱（通常38度以上の高熱）、頭痛、全身倦怠感、筋肉痛・関節痛などが突然現われ、せき、鼻汁などの症状が続き、約1週間で治るのが一般的です。

小児の急性脳症が問題とされ、ワクチン接種がすすめられます。厚生労働省の調査によると、毎年50〜200人のインフルエンザ脳症患者の報告があり、その約10〜30％が死亡しているとされていますが、ライ症候群[*3]とは区別される疾患です。原因は不明で、現在も調査が続けられているとされています。

この急性脳症とは、ゼロ歳から5歳の乳幼児に起きるもので、脳にウイルスが入らず、炎症もないのに脳が腫れ、脳機能不全となる症状をいいます。細胞からの分泌物質サイトカイン（炎症反応や免疫反応をすすめる）が増加して、組織を壊すとされています。

1990年前半より、インフルエンザ流行中の脳炎・脳症の増加が問題とされ、1999年〜2001年まで「インフルエンザ脳症研究班」による調査がされました。しかし、ワクチンで脳症を防げるかについては、「調

インフルエンザ

---

*3　ライ症候群／小児にみられる急性脳症のひとつで、ウイルス感染が先行する場合と、薬剤との関連が指摘される場合があるが、はっきりとした原因はわかっていない。インフルエンザや水痘にかかった小児の解熱にアスピリンを使用したこととの関連が指摘されてから、これらの病気の解熱にはアスピリンは使用しないように勧告されている。

査結果からは、インフルエンザワクチン接種はかならず脳症の発症を防げるというものではない」とされました。

日本では、発熱をともなう感染症の対症療法として、「非ステロイド系解熱剤」のジクロフェナクナトリウム、メフェナム酸が長らく使われていました。2002 年 11 月以降、これら非ステロイド系解熱剤の使用を中止したことにより、脳症患者は減少しました。その後インフルエンザ関連脳症のデータの取り方が変わった（変えられた）ために、あいまいにされてはいますが、この非ステロイド系解熱剤こそがインフルエンザ関連脳症の原因だったと考えられます。

乳幼児への重症化予防効果は「？」

『予防接種と子どもの健康』や『予防接種ガイドライン』によると「ワクチンによる 1 歳以上 6 歳未満での発病阻止効果は 30％前後とされていますが、肺炎などの重症化は予防できると考えられています」とあります。

小児科では接種がすすめられているようですが、厚生労働省は、予防接種に有効性がないことが研究によってあきらかになっているため、乳幼児への接

種を積極的にすすめることができないのです。

　その研究とは、厚生科学研究として、2000年度から3年間おこなわれた「乳幼児に対するインフルエンザワクチンの効果に関する研究」です。これは全国7地域、乳幼児約3000名に対するワクチンのランダムでない比較研究です。

　なんとか有効性を捻出しようと操作していますが、インフルエンザの罹患を39度以上の発熱と都合のいいように（低めに）設定していたり、ワクチン接種群では年齢が有意に高かったり（年齢が高くなると高熱になりにくい）、もともと扁桃炎が少なかったり（同じく高熱になりにくい）など、厳密な比較研究ができるものではありません。7地域のうち、有効とされたのはわずか2地域だけでした。

　また、全体で有効といっても、ワクチン未接種群の罹患23％が接種群では18％になっただけといったものです。有効率ですらわずか25％、薬の評価によく使うNNT（1人の患者が利益を得るのに必要な患者数）では17.8％でした。これは「18人に接種してやっと1人の罹患が防げるといった程度のワクチン」という結果で、あらためてインフルエンザワクチンの無効を証明した研究といえます。

　この結果を受けた小児科学会も当時は積極的な接種はすすめていませんでした。結核感染症課の担当

官も「予防接種法で決めている高齢者以外、とくに乳幼児についてはエビデンス（科学的根拠）として確立していないのでおすすめできるものではない」とはっきり発言していました。

現製法のワクチン、国は「効果は望めない」

株が一致してワクチンで血中抗体価があがっても、のどの粘膜でウイルスが増えるインフルエンザの感染防止に効果があるとはいえません。

しかし、厚生労働省は「インフルエンザワクチンにふくまれるウイルス株はインフルエンザの流行状況を考え毎年決定される。ワクチンと流行株の抗原構造が一致すると予防効果がある」（以前の厚生労働省監修の医師向け『予防接種ガイドライン』）と、効果ありとしていました。

そもそも「株が一致すれば効果がある」と一般的にいわれていますが、現実に「一致している」かの検証はされていません。2014年度版でも、「病原ウイルスは少しずつ抗原性を変えることが多く、ワクチンも毎年これに対応する株が選定されている」とはされています。

一方、ワクチンの流通や開発について検討する審議会では、「最近では、世界的に研究がすすみ、ワ

クチンで誘導されるヒト血清抗体と流行株との交叉反応性の評価がされていますが、結論は平均４～５割で、病的な高齢者では９％。Ａ（Ｈ３Ｎ２）流行株は培養細胞では分離できても、ウイルスの性状変化から卵で分離することがきわめてむずかしく、ワクチンに採用できるＡ（Ｈ３Ｎ２）株は、限定的で選択肢が少なく、細胞培養等に変えなければ効果は望めない」とされ、国立感染症研究所の担当者も、経鼻ワクチンの開発が必要と発言しています。

　効かないワクチンの接種をすすめ、5000万人ぶん以上を生産する一方で、「効かないワクチンをどう改善するか」をべつの検討会で話しあっているのが現実です。

10代までと高齢者に重篤な副作用

　学童へのインフルエンザ集団接種がされていたころ、失明や重篤な障害を負ったとして訴訟がおこされ、ボイコット運動へとつながっていきました。

　いま、当時よりも格段に接種数が増えていますが、副作用はどうなっているのでしょう。

　ガイドラインなどには重大な副反応としてギランバレー症候群、けいれん、急性散在性脳脊髄炎（ＡＤＥＭ）、肝機能障害・黄疸、喘息発作などがあげ

インフルエンザ

られています。

　2013 年 10 月〜2014 年 7 月の厚生労働省の報告
では、推定接種可能人数約 5173 万人のうち、医療
機関からの報告では死亡 9 人、重篤な副作用が 84
人（うち死亡 8 件、重篤な副作用 49 件が関連性な
しとされている）。重篤な副作用報告のうち、10 歳
以下のこどもの報告が 48 件、死亡が 1 件。紫斑病、
アナフィラキシーショック、髄膜炎、ギランバレー
症候群、てんかん、歩行障害、視神経炎、ネフロー
ゼ症候群などが報告されています。

　2 歳児がギランバレー症候群になった例、1 歳児
が、ＭＲや、水ぼうそうワクチンとおたふくかぜワ
クチンと同時接種して紫斑病やアナフィラキシーシ
ョックをおこしている例があります。おたふくかぜ
ワクチンと同時接種して、5 歳児が無菌性髄膜炎を
発症している例もあります。ゼロ歳、1 歳児の報告
は 12 件です。また、高齢者では、肺炎球菌ワクチ
ンと同時接種して、ギランバレー多発性関節炎を起
こしている例があります。

　10 代までと、高齢者に、重篤な報告があること
は、この年齢層への接種が増加しているからだと思
われます。

　ほかにも、50 代でＭＭＲと同時接種し、ギラン
バレー症候群になった例、30 代、40 代、50 代でも

ギランバレー症候群や ADEM になった例が報告されています。

新型インフルワクチン接種のほうが死亡が多い！

　2009 年の新型インフルエンザは、病原性の低い、軽いものでした。

　基礎疾患のあるお年寄り優先と接種がなされましたが、85 歳以上はこのインフルエンザに高い抗体をもっていました。高齢者にはほとんど感染者がいなかったのにもかかわらず、ワクチン接種後に 121 人の高齢者が亡くなりました。一方、新型流行期間にインフルエンザにかかり肺炎等で亡くなった総人数は 198 人でした。

　かつて、A香港型のインフルエンザが流行したときも、70 歳以上の高齢者は抗体をもっていたとの調査結果がありました。ワクチン接種で死亡した数のほうが病気による死亡より多かったということです。

　高齢者だけでなく、大阪の「公衆衛生研究所」の報告では、新型インフルエンザの集団感染が発生した中高一貫校では約 18％の不顕性感染があったということです。

ワクチン・タミフルより、ゆっくり休む

　政府は、新型騒動の際、特措法までつくり海外から大量のワクチンを輸入し、結局使用されないまま捨てられました。その後も、いつ起きるかわからないパンデミックに備えて、1000億もの予算をつけた新型ワクチンの開発、備蓄計画がおこなわれています。

　全国民規模でのワクチン接種が推進され、タミフルは医療現場で当然のように使われています。また、新型インフルエンザ対策には莫大な国費が投入され、関連産業はふくれあがるばかりです。

　インフルエンザ予防は、流行期に人ごみを避けること、避けられない場合にはマスクを着用すること、外出後のうがいや手洗いを励行することなどがあげられています。また、病気のときに、ゆっくり休める体制を整えることのほうが重要です。

（古賀真子）

タミフル、イナビル……注意！

NPO 法人コンシューマネット・ジャパン理事長・古賀真子

21 世紀型インフルエンザ対策として導入

2000 年前後から、21 世紀型のインフルエンザ対策として、ワクチン、インフルエンザ抗原検査キット、抗インフルエンザ薬（タミフル等）がセットで使われるようになりました。

予防のためにワクチン接種がすすめられ、かかってしまったときは検査キットで調べ、A型インフルエンザとわかれば抗ウイルス薬が処方されるようになったのです。

2002 年以後、ノイラミニダーゼ阻害薬（ザナミビル、オセルタミビル〈商品名「タミフル」〉、イナビル、ラピアクタなど）が保険適用となり、多用されるようになりました。2005 年には、世界のタミフルの 7 割を日本が使用していたという異常な状態です。

タミフルは、神経系の副作用を生じやすく、服用した睡眠中の乳児の突然死や、中高生の飛び降り死が問題となりました。タミフル被害者の会もでき、「タミフルによる異常行動」として訴訟も起きました。

厚生労働省の研究班の結論では、「インフルエンザそのものでも異常行動が起きる」として、タミフルとの関連はあいまいにされたまま、ほかの抗インフルエンザ薬への移行がすすんでいます。2009 年の新型インフルエンザ騒動をきっかけに、なしくずし的にこどもへの使用が再開され

ています。

世界の流れに反する日本

　抗インフルエンザ薬には副作用問題とともに、薬剤耐性ウイルスが出現していることも指摘されています。

　2014年4月のコクラン共同研究[*1]では、タミフルのメーカーの膨大な資料を分析した結果、タミフルには入院や肺炎、合併症などを減らす効果はないとされました。欧州では備蓄の可否が検討され、英国では抗インフルエンザ薬を購入しないことが決定されました。

　一方、日本においては、新型インフルエンザにも効くとして、各自治体で莫大な予算が組まれては、消費期限切れで廃棄されています。ワクチンだけでなく、抗インフルエンザ薬についても見直しが必要です。

＊1　根拠に基づく医療を検証し、実践する世界的な運動。

{おたふくかぜ}

幼いころの
自然感染はラッキー？

かかっても気がつかないことも

　おたふくかぜ（流行性耳下腺炎）は、ムンプスウイルスに飛沫感染、または唾液に接触することで感染します。幼稚園年齢を中心に、小学校低学年くらいがかかりやすい病気で、届け出患者の9割が9歳までのこどもです。

　おもな症状は、熱が出て、耳下腺が腫れること。赤ちゃんのときにかかれば、まず気がつかないくらい。機嫌やおっぱいの飲みが、少し悪くなる程度といいます。幼児の場合も、ほとんど熱は出ず、出ても高熱になることは少なく、腫れも痛みもひどくないようです。小学生くらいになると高熱が出たり、痛みがひどくなるケースもありますが、重い症状になることはまずありません。

　思春期以降の男子がおたふくかぜを発症すると、

睾丸が腫れ、無精子症になるという説もありますが、おたふくかぜ感染と無精子症のあいだに関係はないとアメリカで調査報告がされています。

大人は十分に休息をとりにくく、その結果、症状をこじらせるケースもあるかもしれません。熱や痛みに対して、こどもよりむしろ大人のほうがこらえきれず、大騒ぎしてしまうことや、大人にとってまれな病気なので必要以上に注目される……そんなことも、重症化説に拍車をかけているようです。

必要性は低いのに、副作用被害が多い

ワクチンは20年も免疫効果があるとする説から、効果はかなり低くてとくに接種後3、4年たったころに感染する例は多いという説もあります。免疫ができる確率は60 ～ 70%といわれています。

おたふくかぜワクチンがふくまれていたＭＭＲが接種廃止されてから、患者数が増えたという報告はありません。

ちなみに、このＭＭＲは、1989 年4 月に定期接種に導入され、その直後から無菌性髄膜炎が多発。中止された 1993 年4 月までに約 183 万人に接種され、1754 人、つまり 1000 人に1 人、髄膜炎が発生していきました。その他、死亡や難聴などの被害が

出たのに、4年にわたって続けられました。被害認定されたこどもは、2014年11月現在、1041人。2010年にも救済申請が出されており、日本の予防接種史上最悪のワクチンといわれます。

　この無菌性髄膜炎の原因となったのが、おたふくかぜワクチンでした。MMRの中止以来、単独接種となったいまでも、報告されている副作用の6割は無菌性髄膜炎です。ほかに、脳炎・脳症、急性散在性脳脊髄炎（ADEM）、難聴など重篤な被害や、耳下腺の腫れや発熱、痙攣などが報告されています【表】。

　添付文書の「重大な副作用」の項に、急性散在性脳脊髄、脳炎・脳症の記載が追加されたのは2011年3月でした。医薬品副作用被害救済制度において、1981年販売開始から2014年10月までの34年間の申請件数が463件で、そのほとんど457件が支給（救済）されています。任意ワクチンのなかで救済件数が断トツです。

　自然にかかって悪化し、髄膜炎や難聴などになることがまったくないとはいえません。しかし、接種の副作用のようにショックが起こることもないし、一度かかってしまえばふたたびかかる可能性は低くなります。とくにこどもにとっては軽い症状ですむ病気。わざわざ自然感染の機会を減らすことはない

おたふくかぜ

でしょう。

　もともと、予防接種法では一貫しておたふくかぜは対象疾病とはされていません。近年、定期接種化の議論が高まってはいますが、いままで一度も国レベルの感染症対策に位置づけられたことがない、つまり必要性が高いワクチンではないのです。

（栗原敦）

【表】おたふくかぜワクチン
過去 10 年間に報告された副作用（2004 ～ 2013 年）

全報告件数	392	割合
髄膜炎	237	60.5%
脳炎	19	4.8%
急性散在脳脊髄炎	8	2.0%
脳症	4	1.0%
痙攣	13	3.3%
耳下腺炎・耳下腺腫大	17	4.3%
発熱	13	3.3%
血小板減少性紫斑病	5	1.3%
難聴	5	1.3%
急性膵炎	4	1.0%

（医薬品医療機器総合機構のデータを集計）

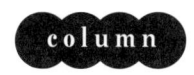

接種中止のタイミングは何度もあった

MMR ワクチン被害児を救援する会事務局長・栗原敦

MMR 事故から学ぼうとしない日本の官僚と医師・研究者

132 ページでも取り上げたように、MMRワクチンは、4 年間で約 183 万人に接種され、報告された髄膜炎は 1754 件。ほかに死亡、急性脳症と後遺症、難聴など重い被害もあり、1993 年以来、3 家族 7 名が提訴しました。

ワクチンメーカーが無断で製造法を変えたことが、髄膜炎多発や、原告らの被害を引き起こしたのです。それは薬事法違反行為であり、国が指導監督する責任があったとして、国とメーカーの賠償責任が認められました。しかし、裁判所は、「もっと早くに中止することが望ましかった」ものの、MMRの製造承認や安全対策に国の過失は認めませんでした。

ここでは、裁判ではあきらかになっていないMMR事件の検証課題をおさえます。しっかりふり返ることなく事件を忘れてしまえば、また同じようなことが起こるでしょう。

●

問題① MMR 開始直前の 1989 年 3 月、新しい検査法を開発した「国立予防衛生研究所」が、過去の髄膜炎の多くがワクチンのせいだったと発表、MMR接種では「髄膜炎を監視する必要がある」ことを警告。カナダでも髄膜炎が起こり、回収がおこなわれていた。ところが、それら最新の情報が統合されなかったために、1988 年 9 月に製造承認、12 月に定期接種への導入が決定されてしまい、予測

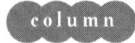

された被害を避けられなかった。

問題② ＭＭＲ開始時点で、国が髄膜炎を監視する体制を作らなかったため、髄膜炎が起こっている状況を早くに知ることができなかった。

問題③ 1989年10月厚生省がＭＭＲの中止について専門家に意見を求めたところ強い反対があり、さらに中止が遅れた（2010年に専門家のひとりが告白）。

問題④ 1991年3月、国の予防接種委員会が密かに開かれ、最新の調査から713人に1人の割合で髄膜炎が起こっていると報告されたが、公表せず、ＭＭＲを続ければ裁判が起こるとして、法廷での反論のしかたを議論していた（2011年の文書公開で判明）。

問題⑤ 同じころ、札幌市でＭＭＲを接種した妹に耳下腺腫脹が起こり、その後姉も発症。つまり、ワクチンのウイルスが妹の体内で増え、外に出て、姉に感染して病気にした（家族内二次感染）。研究者たちは被害防止のためにいち早く公表するべきだったが、学会発表までの2年間、その情報を手元に置いたままだった。

問題⑥ ＭＭＲの中止が求められる一方で、1992年10月以降、多くの医師が期限切れのワクチンを接種し、それを行政が放置するという「信用失墜行為」が平然とおこなわれていた。

{B型肝炎}

家族がキャリアかで
判断していい？

限定されている感染ルート

　B型肝炎は、B型肝炎ウイルスの感染が原因で起こります。血液中にいるウイルスが、ほかの人の血液中に入らなければ感染は成立しません。

　感染経路は、大きく分けると、お産のときの母子間の「垂直感染」、性行為を通じての他人同士の「水平感染」があります。過去には輸血による感染も知られるところですが、現在はできうるかぎりの検査がされ、ウイルスは排除されています。

　大人になってから感染した場合は、ほとんどが完治し、抗体ができて二度と感染しなくなります。

　これに対して、問題なのは、まだ免疫力のない赤ちゃんのときに感染することです。

　母子感染などによって幼いころに感染すると、多くがキャリア（持続感染者。ウイルスをもち続ける

B型肝炎

人）となります。その結果、大人になって肝硬変や肝がんへ移行することがあり、発症しなくてもウイルスをもち続けるため、次世代へ、あるいは性行為によって他人を感染させることがあります。

そのため、日本では、1985年から母子感染防止事業をスタートさせ、Ｂ型肝炎ウイルス（ＨＢＶ）の抗原が陽性の母親から生まれた赤ちゃんに、ワクチン接種を実施するようになりました。この母子感染防止事業の結果、じつに母子感染の95％以上が防止されるようになったといいます。

母親の抗体検査をし、ウイルスをもっていれば赤ちゃんに接種をする、それがこのワクチンのあり方です。つまり、母子感染を予防するためのものです。

Ｂ型肝炎ウイルスをもたないお母さんから生まれた赤ちゃんへのワクチン接種は、現在の日本では"まったく"不要です。

ところが近年では、すべての乳幼児に接種をするべきという声は大きくなり、助成金を出す自治体まで出てきています。

父子感染、保育所感染はゼロではないため、一律接種が必要という専門家がいます。ですが、Ｂ型肝炎はキャリアの母親からの感染がほとんどで、その感染をくいとめることが、いちばんの対策なのです。

父子感染対策を本気ですすめようとするなら、乳

幼児への一律接種より、パートナーが妊娠したとき
に、父親が肝炎の検査を受けるほうが、よっぽど効
果があります。

一律接種は、効果より副作用リスクが

　接種には副作用の可能性がともないます。ワクチ
ン不要の赤ちゃんにまで、わざわざ不要なリスクを
おわせることは避けなくてはいけません。

　また、大人になってからのセックス感染がこわい
からと、こどもに打っておくことが必要とは、まっ
たく考えられません。

　たしかに、すべての乳幼児への接種がすすめられ
ている国もあります。日本と異なる文化をもった国
では、乳幼児期のB型肝炎ウイルス感染の原因は、
母子感染だけではありません。幼いころの割礼や、
刺青による感染など、べつの理由があるのです。そ
うした国では国民間でも文化のちがいが大きく、そ
れぞれに対応していこうとすると人種差別や宗教差
別などにつながることから、全員に予防接種をした
ほうが合理的だと判断しています。日本とはまった
く状況がちがうのです。

　イギリスやスウェーデンなど、世界には日本と同
じ母子感染防止対策をとっている国があります。

B型肝炎

ずさんな予防接種で感染を広げた歴史

　大人になってからＢ型肝炎に感染した場合、予後は一般的には良好です。キャリアにはならず、抗体ができて二度とかかりません。

　Ｂ型肝炎は、1951 年〜 1955 年生まれの人をピークに、抗原をもつ人の割合は減少しています。この時期がピークなのは、何人ものこどもに同じ針を使って予防接種をしていたことが原因と考えられます。

　いまでは注射針を二度使いするようなことはありませんが、この事実は、ぜひ記憶にとどめておくべきです。

（母里啓子）

｛A型肝炎｝

こどもは軽い症状？
メリットは少ない？

日本人のほとんどが抗体をもっていたけれど

　A型肝炎は、A型肝炎ウイルスに汚染された糞便や、ウイルスに汚染された飲料水や食品を口にすることで感染します。

　かつては「日本の魚介類を食べていれば、日本人は海外へ行ってもA型肝炎にかからない」といわれていました。日本がまだ、し尿処理が未整備だった時代の話です。

　当時、A型肝炎にかかった人の糞便は海水に流れ、魚介類に濃縮されていました。汚染された食品を食べる→感染する→糞尿が投棄される→汚染食品を食べる、というサイクルがあり、ほとんどの日本人は、いつのまにかA型肝炎に感染していました。こどものうちに感染し、治癒し、抗体がつくられる

環境だったのです。

やがてトイレが水洗化され、下水道が整い、衛生環境が劇的に改善されると、急速に抗体をもった若い人はいなくなりました。現在40歳以下の日本人の大半は、免疫をもっていません。

そんなわけで、免疫をもたない日本人が、衛生状態の悪い海外に行き、生ものを食べてA型肝炎にかかることがあります。国内でも、生食用ではない牡蠣で集団食中毒を起こすといったことがあります。

急性で一時的な症状が大半

肝炎といっても、キャリアとなり重症化する可能性のあるB型肝炎とは、まったくのべつもの。いわゆる「食中毒」の症状で、急性で一時的な反応が大半です。下痢嘔吐などで、まれに重症化することはあっても、治癒してしまえば、その人は強力な免疫抗体をもち、二度とかかることはなくなります。

A型肝炎は、こどもの場合は症状が出ないことも多く、発症しても症状が軽いのが一般的。知らないあいだに免疫抗体をつくっていることがほとんどです。大人でも、数日のうちに症状が落ちつき、後遺症もなく治ります。

生もの、生水に注意

　感染症情報センターのホームページによると、A型肝炎ワクチンは、「培養細胞馴化株を精製してホルマリン処理した不活化ワクチンが世界的に使用」「接種3回で抗体獲得率はほぼ100％」「防御効果は少なくとも数年以上続く」とあります。

　重症化する可能性はゼロではないと、赤ちゃんのうちに接種をとすすめる専門家もいます。しかし、生育環境によっては、A型肝炎ウイルスに一生遭遇しないかもしれません。それなのに、念のための一斉接種が必要とは思えません。

　また、海外に行くのに打ちたいという要望もわからなくはないですが、ワクチンで防がなくてはならない病気ではないのです。

　感染の可能性があるのは、衛生環境が未整備な発展途上国においてです。赤ちゃんなら、生ものや生水を口にする機会はかぎりなく少ないのではないでしょうか。

（母里啓子）

A型肝炎

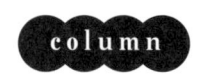

気持ちの伝え方・接種の断り方

カンガエルーネット共同運営、3児の母・應家洋子

少しずつ思いを話す

　選べるはずの予防接種。それなのに、行政やマスコミからは「打ちましょう」という情報しか伝えられません。

　疑問をもった私は、地域の保健センターに「なぜ予防接種はすすめられる一方なのか」と電話で相談をしてみました。そして、「住人で健康に関する勉強会を開きたい」と企画しました。ところが、参加予定の小児科医は前日に病気とのことで欠席、保健師さんしか同席してくれませんでした。さらに、質疑応答記録は残してはいけないとの条件つきでした。

　「はじめての育児で、この湿疹は一過性のものかアレルギーかわからないし予防接種の時期を考え中」「麻しんは"命さだめ"と呼ばれるくらいこわい病気とは聞いているけど、自分は3歳のときに本物にかかって、まだ流行もあったからブースターの効果で一生涯の免疫をもらった。こどものころにかかったほうが軽くすむといわれる感染症は、小学生までは様子をみたいと思っている。将来こどもに母子免疫の移行が有効で1歳くらいは守られるとなると、長期的にみたらやっぱりこどものころにかかるほうがいいんじゃないか。はじめての病が麻しんのほうがよほどこわい」などと、検診指導されても保健師さんと話しているうち、少しずつですが、そういう考え方もあるんですね

と聞いてくれるケースもありました。

非難されたり、理解されたりのくり返し

百日せき感染初期は抗生物質治療が有効だと考え、わが子に3種混合は接種していませんでした。あるとき次男がせきをしはじめ、様子がおかしいと思った私は病院をまわりました。やっと診断がついた4人目の医者はかかりつけ医の臨時担当医。診察時にせきを聞かせなければ「通常のかぜ」という診断でした。破傷風の単独接種をしてくれた医院だったので、予防接種に慎重なのもわかってくださっていると思っていました。ところが、このときは、「アメリカだったら入学もできない」と未接種を責められました。こどもの症状が安定してほっとした一方で、このまま育てていけるのかとこわくなったことを思い出します。

また、小学校の結核検診では、ＢＣＧ未接種の理由を書く欄がありました。このときは、面と向かってではなく、以前読んだ本のページをコピーして「この意見を参考にして予防接種を見あわせています」と書いたところ、「資料も添付してくださり、ありがとうございます。了承いたしました」と保健の先生から連絡帳で返事をいただきました。

このように、理解を得られたり、その逆だったり、様々な経験をしてきました。

　私の場合、感染症や予防接種について、自分の気持ちを口に出してみると、同意してくれる人もでてきました。いろんな考え方があって当然なんだから、園やサークルで勉強会をしてみない？　と働きかけるのもひとつのやり方だと思います。

　予防接種慎重派には、めったに会えないかもしれない。でも、同じように考えている人を探してほしいです。そう思うと、これからの出会いが楽しくなるのではないでしょうか。

こんなふうに伝えてみたら？

・こどもの遊ばせ方、食事なども、まったく同じ考えの人などいるわけはありません。なにか1ヶ所だけでも似ている部分があればラッキーくらいに軽く思うほうがラク！

・伝えるってむずかしい。情報を集めたうえの判断だとアピールできるよう、母子手帳に付箋を貼り、ワクチンについて学んだことを書きこんだというママもいます。いい方法だなとマネしたくなります。

・家族間でなかなか意見がまとまらないときには、関連書籍をさりげなく机に置いてみたり、講演会に家族を誘ってみては。パパ同士で情報交換もあり!?

同時接種、混合接種……
一つひとつは "微量" でも

「予防接種後副反応報告」から見えること

　1994 年の予防接種法改正で、国は「予防接種後の健康状況の変化について情報を集め、広く国民に提供する」ことが義務づけられました。国民はその情報を得て、受けるか受けないか判断するということになったわけです。

　改正を受けて始まったのが、「予防接種後副反応報告」と「予防接種後健康状況調査」というもので、1 年ごとの報告書が、滞りながらも公表されていました。前者は接種後一定期間・一定基準で報告を求め、後者は指定医療機関で各ワクチン数十人の接種後の変化を調査しています。ここでは前者についてとりあげます。

　「予防接種後副反応報告」制度ができたからといって、すべて報告されるわけではなく、県によりバラつきがあります。また、「集計時予後不明」が 67％もあるにもかかわらず、その後の追跡がないこと

からも不十分な情報提供です。しかし、最低でも、報告書に記載されている数だけは健康状況に変化があったことはわかります。一定の基準で毎年報告があることは大事です。

「予防接種後副反応報告書」を見ていると、いくつかのポイントが読みとれます。

・予防接種からゼラチンを除去してから（以下「ゼラチンフリー」）アナフィラキシーがいちじるしく減少した
・2004年ごろからBCG接種後に重篤な副反応が増えた
・ポリオワクチン服用後の麻痺が1994年から40件報告がある（うち1件は二次感染）、など。

もっとわかりやすい制度を

「予防接種後副反応報告」は定期接種のみが対象でしたが、報告制度の変更がおこなわれ、2013年度から新報告制度「予防接種副反応検討部会」がスタートしました。さらに、審議会の回数を増やすことで、重篤な副反応が出た場合に、より迅速に対応できるとされました。

でも、実際は予防接種の種類が多すぎて、すべての予防接種に対応するには審議会を3～4回開催す

ることになり、一つひとつの予防接種の審議は年1
〜2回程度となり、迅速とはいえません。そればかり
か、報告は審議会ごとのため、1年ぶんをまとめ
た報告も出していません。

　よりわかりやすい制度と公開のしかたを求めてい
く必要があります。

平均月1人の赤ちゃんが接種後に死亡

　ヒブ・肺炎球菌ワクチンが予防接種法に導入され
たころから、小児の予防接種は過密スケジュールと
なり、同時接種がすすめられ、混合ワクチンの開発
が加速しています。

　生後6ヶ月ごろまでに定期接種だけでも10回、
任意接種も受けると15〜16回、小学校入学までに
30回程度、インフルエンザワクチンも受けると40
回程度にもなってしまいます。

　接種時のまちがいも多く、厚生労働省は「予防接
種による事故の防止について」という通知を出した
り、接種率を上げる目的でせばめていた接種間隔の
上限の撤廃をしたりしています。

　同時接種後死亡児4人の報告を受けて、2011年
3月4日、厚生労働省は「ヒブ・肺炎球菌の一時見
合わせ」をしました。しかし、同月24日には「直

接的な明確な因果関係は認められない」との評価がなされ、再開となりました。

その後、2014年秋までに、ヒブ・肺炎球菌ワクチンをふくむ同時接種後の死亡報告は38件にもなっています。

ヒブ・肺炎球菌ワクチン単独では、7件の報告です。単独とはいえ、1週間前にはほかのワクチンを、ことによると同時接種しているという状態です。これでは副反応事故が起きても原因がどこにあるのかはわかりにくくなってしまいます。

それにしても、ヒブ・肺炎球菌ワクチンがスタートしてから、平均月1人の赤ちゃんが予防接種後に亡くなっているということになります。報告のなかでは接種後3日以内の死亡が7割を超えています。ほかのワクチン接種後の死亡もありますから、見すごせない数です。

前記したように、2013年の副反応報告は1年ぶんに満たないし、ワクチンにより何ヶ月ぶんの報告かさえちがいます。読者のみなさんには、1年をまとめるとこれ以上の数字になると見てほしいと思います。

任意接種もふくめた22種類のワクチンで、症例数1276人、副反応件数[*1]3016件。神経系障害[*2]642件、血液リンパ系障害[*3]109件、心臓障害[*4]16件など

重篤な症例も多いです。これが、1億894万回の接種（半分は大人をふくめたインフルエンザワクチン）の結果です。

ゼラチン増量でアレルギー反応が多発

2000年ごろまで、日本の生ワクチンには安定剤としてゼラチンが0.2%入っていました。当時、副反応報告にはアナフィラキシーが多かったのですが、ゼラチンの含有は微量のため、この成分は問題ないとされていました。

そのころ、冷蔵設備のない国でもワクチンを使えるように、ゼラチンを2.0%に増量した耐熱ワクチンを日本のメーカーが開発しました。ところが、耐熱ワクチンは値段が高く、海外で買い手がつきませんでした。そこで、日本のこどもたちに使うことになりました。

その結果、アナフィラキシーやじんましんなどア

＊1　症例数は人数、副反応件数は1人の人が複数の副反応の症状をしめすので多くなる。
＊2　ADEM（急性散在性脳脊髄炎）、ギランバレー症候群、脳症、第7脳神経麻痺、けいれん、四肢麻痺など。
＊3　血小板減少性紫斑病など。
＊4　心肺停止、心不全など。

レルギー反応が多発。ゼラチンの害がはっきりしたために、その後ゼラチンフリーになったという経緯があります（最近使用しているゼラチンは、アレルギーの原因になる成分をとりのぞいているといいます）。その後、副作用はうんと少なくなりました。

これでわかったのは、微量の成分では少なくとも、10倍したらはげしい副作用が出てくるということです。そして、とりのぞいたら、副作用が激減したということです。

一つひとつのワクチンには微量な成分が入っています。しかし、連続した接種、同時接種では、4倍にも5倍にもなっていきます。予防接種の種類の多さはこの点でも問題が大きいといえます。

また、自然界では、予防接種で起こるように病原菌へ次々に感染するようなことはないでしょう。過剰な接種による免疫系統への悪影響も考える必要があります。

（青野典子）

第 3 章

副作用かな、と思ったら

医師への受診から
被害届けまでのポイント

1ヶ月は経過に注意

　発熱、おう吐、ひきつけ……予防接種をしたあとの体調悪化、こどもの異変、「これって副作用?」と思ったとき、どうしたらいいのでしょう。

　ワクチンにもよりますが、接種後に38度以上の熱が出ることも少なくありません。病気による発熱は、経過が予想できることが多いですが、ワクチンの副作用による発熱は、次になにが起こるかわからないので心配です。

　接種を受ける以前（できれば10日前）から、こどもの体調をメモしておき、すぐに医師の診察を求めましょう。日ごろから育児日記などをつけていれば、なお役立つでしょう。

　熱が下がっても、しばらくはこどもの体調を観察する必要があります。ワクチンには、ワクチンそのものの成分だけではなく、安定剤や防腐剤など、さまざまな成分がふくまれています。卵を使ってつく

|notes|子宮頸がんワクチンは長期の経過観察を|

このワクチンの副作用は未知のものが多く、1ヶ月とはいわず、もっと長期にわたって経過を観察する必要があるとみるべきです。異常を感じた場合は、次の団体や医療機関に相談することも考えましょう。

●ワクチントーク全国（179ページ）

●全国子宮頸がんワクチン被害者連絡会（東京都日野市）

TEL & FAX：042-594-1337　http://hpvv-danger.jp/

●（一財）難病治療研究振興財団「ワクチン接種後副反応医療相談窓口」（東京都千代田区）

TEL：03-3580-8532　FAX：03-3580-8533

http://jmrf-nanbyou.org/

●厚生労働省が設置、指定した相談先・医療機関

※ここにあげた医療機関の対応は、受診した被害者にとって不適切なものだったという評価もあります。事前に被害者連絡会に相談されるのがよいかと思います。

「ＨＰＶワクチン相談窓口」（委託民間業者）

TEL：0263-37-2050

「ヒトパピローマウイルス感染症の予防接種後に生じた症状の診療・研究体制」

（①②を拠点に 23 医療機関が指定されている）

①愛知医科大学医学部痛みセンター地域医療連携室

TEL：0561-65-0221（直通）

②信州大学医学部附属病院脳神経内科　外来予約センター

TEL：0263-37-3500

以上の相談窓口のほか、東京都杉並区や神奈川県横浜市、茨城県牛久市など、独自の判断で被害者の負担軽減策（救済）を始めたところもあり、お住まいの市町村に要求をあげていくことも考えましょう。

るインフルエンザワクチンなどは、卵アレルギーの
こどもはショックを起こすことがありえます。

　また、風しん、麻しん、おたふくかぜのような
「生ワクチン」は、それぞれの毒性を弱めたウイル
スが体内で増えるのですが、その速度に差があるの
で、発症するまでの日数が異なります。

　そのため、混合ワクチンでは、熱が下がったから
といってもまた上がることがあり、安心できないと
ころがあります。症状の種類や程度、起こる時期な
どは、人によってもちがいます。

　いずれも、１ヶ月程度までのあいだに、なにか症
状があれば、副作用かもしれないことを考慮に入れ
てください（子宮頸がんワクチンは前ページ参照）。

　日本の予防接種には、定期接種と任意接種があり
ます。お子さんが受けた予防接種の種類によって、
救済のされ方が異なり、相談や被害届の窓口が変わ
ってきます（11ページ）。

〈定期接種〉救済給付の請求

●市町村の窓口に連絡を

　定期接種には「被害救済制度」があります。

　厚生労働省も、定期接種の場合について、地方
自治体や医師向けの手引書に「予防接種を受けたあ

と、高い発熱、ひきつけ、けいれんなど異常と思われる症状が出たときは、すぐに予防接種を実施した市町村の担当課に知らせてください」として、「医療費、医療手当請求書」「接種を受けた記録、診療録（カルテ）」などの提出を決めています。

　しかし、実際に救済を求めて市町村の窓口に出向いても、相談や手続きがスムーズにすすまないこともあり、さらに精神的に傷つけられるケースがあります。予防接種で死亡や障害が発生することは長いあいだ隠され、放置されてきた被害者が30年近くも裁判で闘った歴史があります。それらを背景に予防接種法第一条（目的）に「健康被害の迅速な救済」が加えられたのです。

　接種率の向上に熱心な国や市町村の職員には、被害の実態やその救済について歴史的な理解と認識がとぼしいため、被害者の心を逆なですることがありうるのです。接種医や行政にとって深刻な被害は起こってほしくないものですから、救済のハードルはけっして低くはないのです。

●役所とのやりとり、こどもの様子を記録

　市町村の窓口で事故届けが受理されると、市町村長が健康被害調査委員会を開き、調査報告書を作成します。報告書は、都道府県庁をへて厚生労働省へ

送られ、疾病・障害認定審査会で症状と予防接種との因果関係が審査されます。

　これらの報告書や調査委員会・審査会などの議事録は、情報公開の手続きをすれば入手できますから、かならず請求しましょう。そして、役所とのやりとりや、こどもの症状は、できるだけくわしく記録しておきましょう。また、役所へ提出する書類は、すべてコピーをしておきましょう。

　なぜなら、予防接種との関係が認められず救済されないとなった場合に、都道府県知事に審査請求（不服の申立）ができるからです。また、それ以外に、もう一度、市町村長に申請することもできます。

　審査請求にしても、再申請にしても、市町村や国から入手した議事録を医師、ときには弁護士にも検討してもらい何が問題なのかを検討し、参考になる資料を集めるなどして、請求の理由をはっきりさせておく必要があるのは当然です。たいへんな労力、時間をかけることになります。協力してもらえる医師、弁護士などとめぐり会うことも容易ではありません。

〈任意接種〉救済給付の請求

●医薬品医療機器総合機構へ
　予防接種法の対象ではないワクチン、または法の

対象であっても対象年齢外、期間外で接種を受けた場合は、「医薬品医療機器総合機構（略称「ＰＭＤＡ」）」の救済制度相談窓口へ連絡してください。

　この場合は、適正な接種がおこなわれたことや、入院を要する程度の症状であることが条件で、治療を受け始めて5年以内に請求できます。

　新型インフルエンザワクチン、子宮頸がん、ヒブ、小児用肺炎球菌ワクチンなどの接種事業があり、その後、2013年4月の予防接種法改正で定期接種に組みこまれたワクチンもあって、救済のしくみが複雑になっています。厚生労働省や市町村、ＰＭＤＡのホームページなどで確認していきましょう。

　なお、日本政府が医薬品として承認していないワクチンについては、公的な救済制度はありません。

「医薬品医療機器総合機構・救済制度相談窓口」

〒100-0013 東京都千代田区霞ヶ関3-3-2
　　　　　　　新霞ヶ関ビル

フリーダイヤル　0120-149-931

受付／月〜金曜日（祝日・年末年始を除く）
　　　　午前9時〜午後5時

副作用が起きたときのポイント

●ポイント1　接種後に発熱や頭痛、おう吐、ひきつけなど異常を生じたときは、すぐに医師の診察を求める。診察の結果「予防接種とは関係ない」といわれても、親として副作用が疑われれば、救済給付の請求をする権利はあります。因果関係は最終的には国の審査会が判定するものですから。

●ポイント2　医師の診断に疑問や不服があったら、ほかの医師にも診断を求める。

●ポイント3　異常がおさまったようでも、10日程度はこどもの体調を観察しておく。

●ポイント4　高い発熱、けいれん、麻痺など、副作用と思われる症状が出たときは、〈定期接種〉は市町村や区に、〈任意接種〉は医薬品医療機器総合機構に健康被害救済の相談をする。「副作用ではないでしょう」「申請できません」などといわれても、窓口の担当者が判定するものではないのですから、納得できない場合は安易に引き下がらないこと。

●ポイント5　〈定期接種〉市町村や区に事故届けが受理されたら、情報公開制度を利用して、健康被害調査委員会のあとで調査報告書や議事録を入手しておく。もしも救済されないとなったら、国の審査

会議事録も同様に入手し、議論内容や判断の根拠などを検討。納得できなければ審査請求などの検討をする。

〈任意接種〉厚生労働省に対して審査申立て。その場合、判定部会の議事録を入手することができる。

●ポイント6　〈任意接種〉医薬品医療機器総合機構に申請するときには、接種をした医師の「投薬証明書」、診察した医師の「診断書」などが必要（書類は機構のウェブサイトからダウンロード、窓口で請求も可）。

●ポイント7　受けつけ担当者とのやりとりやこどもの体調は、できるだけくわしく記録し、提出する書類はコピーをとっておく。

●ポイント8　申請や審査請求では、医師の意見書をつけることや、医療事故や薬害にくわしいなどの弁護士に相談することを考えたほうがいいかもしれません。

●ポイント9　全国予防接種被害者の会、ワクチントーク全国、薬害被害者団体連絡協議会などに連絡をとって、行政から得られない情報を入手することも大切です。

副作用被害にあうということ

子宮頸がんワクチン被害者連絡会埼玉県支部副代表・酒井智子

不十分な情報のまますすめられて

2011年、当時高校1年生の次女に、保健センターや学校から「子宮頸がん予防ワクチンを受けましょう」という案内が届きました。

高1の3月までに1回目を接種すれば、約5万円の接種代がすべて公費助成になるという内容でした。「唯一、がんを予防できるワクチンです。お子さんを守りましょう」。そんな呼びかけに、娘も私もなんの疑問ももたずに受けることにしました。

健康そのものだった娘は、ワクチン接種のときくらいしか病院へかかることはありませんでした。そこで、専門の産婦人科で接種したほうがよいと判断し、公費助成期限ぎりぎりの2月に1回目、3月に2回目を接種しました。

問診では「この注射は痛いですよ。副反応が出るかもしれないので、待合室で1時間待ってから帰ってください」という話はありました。でも、「サーバリックス」が遺伝子組み換えによって作られたワクチンであること、劇薬であること、重篤な副反応報告についてなどの説明はありませんでした。いままでにないワクチンなのに、いままでのワクチンと同じように接種がおこなわれました。

あとからわかったことですが、サーバリックスは9年ごとに再接種が必要で、子宮頸がんの定期検診も通常どお

り必要とされています。また、子宮頸がん発症に対する有効性も担保されていないという不条理なワクチンだったのです。

　しかも、「性感染症予防のワクチンであり、がん予防のワクチンではない」という重要な情報は、いまもって周知されてはいないのです。

接種翌日に失神、高熱……医師は認めず

　2011年3月、2回目のワクチン接種の翌日、娘は入浴後に突然の失神と39.8度の発熱。これが始まりでした。元気いっぱいだった娘に起こった激しい症状は、副反応以外に考えられません。

　すぐに、ふたつ隣の市の総合病院の夜間診療に行きました。このときは、ワクチン接種後の体調悪化にまちがいなく、病院ですぐに対応してもらえるものと考えており、長い闘いになるとは夢にも思いませんでした。

　当直の医師は「このワクチンの副反応なんて聞いたことがない。たまたまインフルエンザにかかったのでしょう」と、インフルエンザの検査をおこない、反応が出ないので解熱剤を処方しました。「ワクチンの副反応では？」と聞いた私に、看護師さんが「接種した病院へ行ったほうがよい」とアドバイスをしてくれました。

　翌日、接種したレディースクリニックへ行くと、「接種後1時間以内に倒れたのではないから副反応ではない。一応製薬企業へは報告しておきます」と、真剣には聞いてもらえず、診察もなく、「3回目はやめたほうがいいね」との医師の言葉に驚きました。

　その後も娘は失神発作をくり返し、学校の階段から突然転落して骨折するなど、不可解な症状の数々に日常生活がガラリと変わりました。いくつもの病院を受診しましたが、子宮頸がんワクチン接種後からの異変という話をしても、ことごとく否定されました。

始まらない治療、心ない言葉

　高校2年時は、失神発作・突発性難聴・右手のしびれとふるえ・生理不順・記憶障害・学習能力の低下が始まっていました。高校3年時は、センター試験前のインフルエンザワクチン接種でさらに悪化。嘔吐と下痢が1ヶ月毎日続き、娘はふらふらになりながらも学校へ通い、私は車で送迎しました。

　そしてついに、12月には、心臓の不整脈が始まり、長時間の意識消失発作を起こし、救急搬送されては入院をくり返し、娘は大学受験を断念せざるをえない状況になりました。

　元国連難民高等弁務官の緒方貞子さんを尊敬し、困っている人の力になる仕事につきたいと国立大学法学部を目指していた娘は、「とにかく、体をもとにもどして、あせらずにやっていくよ！」と、気丈にもつらい状況に耐えていました。

　そんな娘に対して、医師は「受験がいやだから倒れているんじゃないの？　そんなにいやなら大学へ行かなきゃいいじゃない」「ヒステリー発作でしょう」「親が心配し過ぎるからダメだ！　あなたのような親だから娘がこうなる」など、信じられない言葉を投げつけました。私たちは医師の心ない言葉に傷つけられたうえに、肝心の病気そのものについては、みてもらうことはできませんでした。

　20近くの病院を受診しましたが、「副反応」という視点で娘の症状を治療しようとする医師は一人もいませんでした。苦しむ娘の声は届かなかったのです。

接種から２年。はじめて認められた日

　2013年の３月に「全国子宮頸がん被害者連絡会」が発足し、私たちにとって長く孤独な闘いのなかの一筋の光となりました。そして、６月13日に、このワクチンに疑問をもつ医師のもとに被害者と家族が集結し、診察を受けたのです。

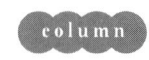 **副作用被害にあうということ**

　「みなさんワクチン接種後にこうなったのだから、副反応でしょう」。2年のときをへて、はじめて、真実が伝わった瞬間でした。

　しかし、娘の症状は悪化し続けていったのです。右半身麻痺による歩行障害、失神発作後に脱力するようになり、トイレや入浴も介助が必要になり、車いす生活となっていきました。

　その年の10月に、ようやく厚生労働省がワクチンの副反応として受診できる病院をつくり、被害者は期待して受診しました。ところが、痛みの研究で指定された大学病院で医師は……「お母さん、ワクチンを打ったことを忘れましょう！　打ってからこうなったと思うから、お嬢さんは治らないし、歩けないのです」と、驚きの発言。ほぼ1日待たされて、なんの検査もせず、問診だけで出された結論でした。

被害者の人生を救って

　今年20歳を迎えた娘は、現在10を超える様々な症状に苦しんでおり、進学も就職もできない状態です。静岡の病院の医師たちが被害者に手を差しのべてくださり、2014年3月にはじめてきちんとした検査を受け、中枢神経の症状や脳炎を起こしていることがわかり、症状の説明

がされ始めています。

　今後は、製薬企業が薬液の成分をあきらかにすることで、副反応の原因解明と根本的治療の確立を望みます。そうすることが社会的責任をとり、ワクチンへの信頼回復につながるのではないでしょうか。国も、医療も、科学的な知見にもとづく早急な対応で、被害者の病気を治し、人生を救っていただきたいです。

　しかし、現実は厚生労働省の検討部会の副反応報告資料において、娘は2011年3月7日付（副反応を報告した日）で回復と記載されており、私たちの声は届いていません。問題解決には、まだまだ時間がかかることでしょう。

　娘を守ることができなかった私が、いますぐにできること、それは娘の被害について語ることです。

　みなさんに、接種前に考えていただきたいのです。これ以上、苦しむ親子をつくりださないために！

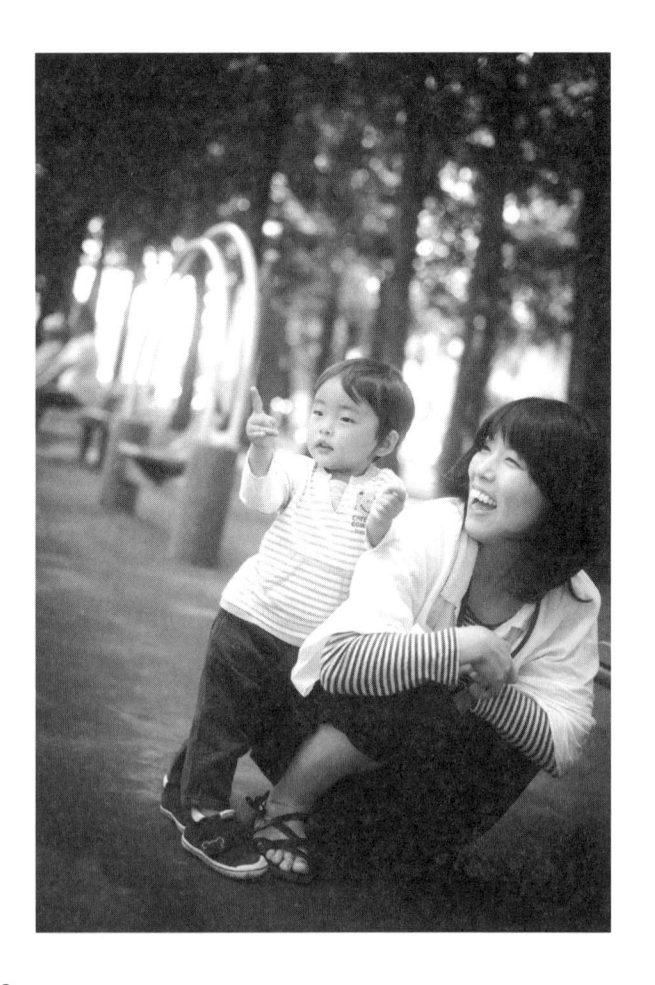

「ワクチンで防げる病気は
ワクチンを」で失なうもの

日本で起こった世界史上最悪の予防接種事故

　戦後まもなくの1948年、日本では、ＧＨＱ（連合国軍総司令部）の指導のもと、予防接種法が定められました。「強制・無補償」——罰金で接種を強制するけれど、事故が起こっても補償するしくみがないという、世界に例のないほどの強制力をもったものです。

　しかし、その年11月に、京都市を中心として京都府と島根県東部で実施されたジフテリア予防接種で、80数名の1、2歳児が死亡。重い被害にあったこどもをふくめると1000名に近い被害を生んだ、世界史上最悪の予防接種事故が起こりました。

　京都の被害児の親たちは「罰金でおどしてまで予防接種を強制するのなら、被害を補償する法律をつくるべきだ」と訴えましたが、その実現には30年近くもかかりました。

　長いあいだ、国は各地から報告される接種事故の

情報を公表しませんでした。いくつかの都道府県からは救済・補償のしくみが必要だという声があがっていましたが、結果として被害は隠され、被害者の救済はほったらかしにされてきたのです。

1970 年に入り、種痘の被害が社会問題化。被害児を抱える親たちが集まり当時の厚生省に救済を求めたころからとりあえずの救済が始まりました。そして、1976 年になってようやく、救済制度を法律に盛りこむことになります。

それによって、現在までに合わせて 4000 名に近い（ジフテリア事件の被害はふくまない）被害が認定されました。しかし被害のすべてが把握され、みんなが救済の手続きにたどり着いたわけではなく、泣き寝入りがたくさんあったとみるべきでしょう。

長い裁判の結果の法改正

1976 年に続く大がかりな予防接種法の改正は、1994 年にありました。それは、被害を受けたこどもたちと家族の、被害救済と安全な予防接種を願う、長い長い裁判の結果を受けたものでした。

その裁判は、被害児およそ 150 名とその家族が、1973 年から東京、続いて名古屋、大阪、福岡の裁判所に訴えたことで始まりました。およそ 20 年後

の1992年、国は東京高裁で敗訴。責任を認めて被害者に謝罪し、ほかの裁判でも原告の主張がほぼ認められていきました。

その直後、1994年の予防接種法の改正では、個人を病気から守ることを重視し、接種を義務から努力義務（こどもに接種を受けさせるよう努める）として、一人ひとりのこどもの健康状態を注意深く見たうえで接種をおこなう個別接種をすすめることや、親が判断しやすいように情報提供をすること、また、法律の第一条に「健康被害の迅速な救済」が目的として加えられ、救済内容の充実も実現していきました。

さらに、インフルエンザワクチンが病気の流行を抑えるというデータが十分にないことから、予防接種法からはずされ、任意接種となりました。

「夢のワクチン」で被害

もうひとつ忘れてはならないのは、裁判の終わるころ、法改正へのうごきに並行してMMRワクチン薬害事件が起こったことです。

麻しん・おたふくかぜ・風しんのワクチンを混ぜ合わせた「夢のワクチン」MMRが1989年に使われだすと、無菌性髄膜炎が多発しました。このMM

Ｒ接種が始まる前に、「おたふくかぜやＭＭＲのワクチンで髄膜炎が起こることが確認できたから監視すべき」と国の研究者が提言していたのですが、対応が遅れた結果、薬害事件に発展してしまいました。

ＭＭＲは 1993 年４月にようやく中止され、1994 年の法改正で、副作用データを集めるしくみ（予防接種後副反応報告など）がはじめてつくられました。これはＭＭＲの失敗への反省とみられます。

このように、予防接種制度の見直しは、被害者と家族の犠牲と、安全な予防接種を願う行動に突き動かされてきたということができます。

新型インフルエンザワクチンや、子宮頸がん、ヒブ、小児用肺炎球菌の３ワクチンの接種後に起こった副作用の情報が、比較的速くに集められるようになったこと。2011 年３月同時接種後の死亡がたて続けに報告されたとき、ヒブワクチンと肺炎球菌ワクチンを一時中止したこと。2005 年５月に日本脳炎ワクチン、2013 年６月に子宮頸がんワクチンを「積極的勧奨の中止」としたこと。それらは、厚生労働省がＭＭＲなど過去の失敗に学んだものといえるのかもしれません。でもそれ以上に、ＭＭＲや、子宮頸がんワクチンなどの被害者が行動を起こしたゆえの対応というべきです。

日本人は副作用に過剰反応？

　しかし、被害に理解のない人々には、日本の国民は副作用に過剰に反応するとか、1970年代からの集団訴訟で国が敗訴したから、その後国の責任が問われないように法改正がおこなわれ、予防接種行政が消極的になったとか、ＭＭＲ訴訟が「ワクチン後進国」となったきっかけだとか、まるで、救済や安全な接種体制を求めたことで、国民がワクチンの利益を受けられなくなったのだといわんばかりの主張が目立ちます。

　このような指摘は、ワクチン推進に不都合な過去の事実を正しく見ようとしない人々、ワクチンメーカーから研究費を得ている研究者たちのワクチン至上主義のとらえ方です。

　日本では、古くはジフテリア事件も、そしてＭＭＲ事件も、真相が解明されないまま忘れ去られようとしてきたという事実があります。つまり、同じような失敗がくり返されるという体質があるのです。

　強制・無補償の接種行政をえんえんと続け、被害者を生み続けても1970年ころまでその声には耳を傾けず、「打ちっぱなし」。副作用の調査とデータの蓄積は、1994年にようやく始まり、1998年にな

予防接種の見直し① (1948 〜 1987 年)

1948.7	予防接種法が施行される
1948.11	京都・島根のジフテリア事件で 80 数名が死亡、被害児家族らが補償の法律制定を求める
1958	複数の県から被害救済のしくみが必要との声（公衆衛生局編「防疫事例集 下」に事故報告）
1970	種痘後の死亡や脳炎の被害が報道される
1970.6	被害者が予防接種事故防止推進会を結成、厚生省に救済などを要望し、救済措置が始まる
1973	被害者の集団訴訟（東京地裁）が始まる
1975.2	前年に続く 2 例目の死亡でＤＰＴ一時中止
1976	予防接種法の改正（救済制度が創設される）
1985	第 1 回どうする予防接種 全国シンポジウム（静岡、市民運動のはじまり）
1987.1	インフルエンザワクチンに関する前橋レポート発表
1987.2	インフルエンザ全国ネットワークが誕生（1988.9 加盟団体数 60）以後、接種率減少へ

ってはじめて被害実態の調査がおこなわれるというありさまだったのです。認定した被害件数だけ集計し、医学的データは保存も活用もされずに捨てられてきました。また、効果についても、ある専門家は「流行を抑えたとはっきりいえるのは、種痘とポリオぐらいです」と関係者だけの場で発言しました（「ジェンナー種痘 200 年祭記念式典」1996 年 5 月

14 日東京）。

　長年にわたって被害を隠して救済せず、ワクチンの効果や副作用、被害実態についてデータを集めて科学的に確かめることをおろそかにしてきたことこそ、「後進国」そのものなのです。

ますます増える定期接種

　さて、厚生労働省は 2009 年 12 月から 3 番目の大がかりな見直しを始めました。

　その背景には、海外、先進諸国では一般に使われているワクチンが日本では使えない、あっても高額、全額自己負担で打ちにくいから病気で亡くなる子が絶えないという主張（「ワクチン・ラグ」「ワクチン・ギャップ」「日本はワクチン後進国」）がありました。ワクチンで予防できる病気（ＶＰＤ）はみんな公費で接種を受けられるようにしましょう。そうすれば医療費の節約にもなる、というものです。

　2013 年 4 月改正の予防接種法によりヒブ、肺炎球菌、子宮頸がんの 3 ワクチンが定期接種化され、今後さらに倍増される見通しです。

　子宮頸がんワクチンの被害では、これまで経験していなかった奇妙な症状に、未来ある多くの少女たちが心身ともに傷つけられました。これまで経験し

予防接種の見直し②（1989 〜 2014 年）

1989.4	ＭＭＲワクチン導入直後から髄膜炎が多発
1990.8	こどものためのワクチントーク（大阪、第 1 回。以後毎年全国で開催）
1992.12	東京集団訴訟国が敗訴、大臣が謝罪
1993.4	ＭＭＲワクチンの接種を当面見合わせ
1993.12	ＭＭＲで子を亡くした家族（大阪）が訴訟へ
1994.6	予防接種法改正、インフルエンザ等を対象疾病から除外、予防接種後副反応調査の実施など
1998	はじめて被害実態の調査
2000	死亡例 2 例。生ポリオワクチン一時中止
2001 〜	高齢者にインフルエンザワクチン接種開始（2 類）
2005.5	ＡＤＥＭを理由に日本脳炎ワクチンの積極的勧奨中止 (2008 年 6 月再開)
2006	ＭＲ 2 種混合ワクチン導入
2006.4	ＭＭＲ訴訟、国と企業に賠償責任（大阪高裁）
2009 〜	新型インフルエンザ騒動、同特措法制定
2011 〜	子宮頸がん等 3 ワクチン接種緊急促進事業開始、ヒブワクチン等の同時接種で死亡続発
2013.3	全国子宮頸がんワクチン被害者連絡会が発足
2013.4	予防接種法改正、3 ワクチン定期接種化など
2013.6	ＨＰＶワクチンの積極的勧奨中止（勧告）
2014.10	水痘Ａ類、成人用肺炎球菌ワクチンＢ類定期接種

作成：ＭＭＲ被害児を救援する会、栗原敦 2014.12 改訂

たことのない症状に謙虚に向きあわない専門家と厚生労働省は、ワクチン成分に問題はないとして因果関係を狭くとらえています。そのため、救済された被害者はほとんど存在せず、心身の苦痛と経済的負担を強いられている状況です。

それに対して、少女たちの症状を真摯に見つめ、ワクチンにふくまれている添加剤を疑い、未知の副反応にせまろうとしている医師グループがあります。ワクチン導入を決めた者、ワクチンメーカーから研究費をもらった者に、その副反応を正しく見きわめることはむずかしいといえます。

ワクチンは商品です

2008年、ある製薬会社の社員向け研修会で、「近々、日本のワクチン市場ではワクワクすることが起きるはずです」と、ワクチンの売れ行きが大きく伸びるという期待が語られました。

医療も医薬品も、もちろんワクチンも、みんな経済活動の枠のなかにありますから、利益をあげるための宣伝がおこなわれますし、公費でワクチン接種ができるよう、業界団体などが学界や政界、政府関係者に働きかけます。

テレビCMで、いままで聞いたことのなかった病

気の名前に出くわすことがあります。新しい病気をこわそうに宣伝し、医師に相談することをすすめ、自社の医薬品に「おみちびき」するわけです。「患者のため」「患者を生まないために」と「自社の利益」が表裏一体になっている……そういう目で、ワクチンとそれをめぐる世の中の動きをあらためて考える必要があります。

「ＶＰＤ（ワクチンで防げる病気）を知って、子どもを守ろう。」の会代表、薗部友良氏は「防げる重大なことを防がないのは、子どもたちを守らないネグレクトという虐待に近いものと私は思っております」（2009 年）と述べています。

その病気の患者家族が、ワクチンの承認や公費接種を望んで行動するのはわかります。でも、科学には常に限界があり、ワクチンや薬の使用を最小限にとどめたいという考え方は否定すべきではないでしょう。打たない選択も容認されてよいのです。

この 10 数年来、いったい病気の側にどれほど大きな変化があったのか？　とくにここ数年、ワクチンという「商品」をめぐって世の中は大きく動いています。ワクチンも薬も、ごくごく少数であってもだれかが重い副作用を引き受けることを承知で使うものであることをぜひ心にとめてください。

（栗原敦）

ワクチントーク全国

予防接種について勉強し、語り合い、行動する、
だれもが参加できる開かれた市民団体です。
発足は 1990 年 8 月。
大阪での集会に参加した市民を中心として設立されました。
その後、インフルエンザワクチン、MMR ワクチンなどが
有害無益とわかっていくなかで、ほかのワクチンも
すべて検討しなおす必要を感じた市民が全国的に
情報交換をし、行動するようになりました。
厚生労働省への意見の申し入れ、副作用被害などの
相談・支援をおこなっています。
発足以来、東京、神奈川、静岡、奈良、京都、大阪、
滋賀、福岡などで、毎年多数の参加者とともに
全国集会を開催しています。

＜事務局＞

〒 143-0023 東京都大田区山王 4-1-16
「青い保育園」気付「ワクチントーク全国」
http://www.ne.jp/asahi/kr/hr/vtalk/

予防接種を受ける身になって
相談にのってくれるところ

厚木ネット予防接種 110 番
tel 046-222-8947　fax 046-294-2080

コンシューマネット・ジャパン
メールのみ　info@consumernet.jp

MMR被害児を救援する会
〒 611-0021
京都府宇治市宇治蔭山 68-37 栗原方
tel/fax 0774-21-4533

＊副反応・副作用情報の調べ方、健康被害救済制度の
利用のしかた、審査請求・審査申立の手続、審査や判
定に関する議事録などの入手方法について。

ワクチントーク全国
〒 143-0023 東京都大田区山王 4-1-16
「青い保育園」気付「ワクチントーク全国」
tel/fax 03-3777-1946

予防接種を考えるときに
参考になる本

『危ないぞ予防接種——イギリスからのメッセージ　すべての親が知るべきこと』レオン・チャイトー著、藤井俊介訳／農文協

『子どもと親のためのワクチン読本　知っておきたい予防接種』母里啓子著／双葉社

『私憤から公憤へ——社会問題としてのワクチン禍』吉原賢二著／岩波書店

『ちいさい・おおきい・よわい・つよい』100 号特集：7 歳までに 30 回以上！の予防接種Q＆A／ジャパンマシニスト社

『必要ですか？　子宮頸がんワクチン』ワクチントーク全国編／日本消費者連盟

『まちがいだらけの予防接種（改訂版）』藤井俊介著／さいろ社

『もうワクチンはやめなさい　予防接種を打つ前に知っておきたい 33 の真実』母里啓子著／双葉社

『予防接種の考え方』由上修三著／大月書店

『予防接種はだれのため？　CNJ 知りたい知らせたいシリーズ（Kindle 版）』母里啓子著／コンシューマネット・ジャパン（電子書籍）

執 筆 者

*青野典子　（保育士）

　入江紀夫　（小児科医）

　應家洋子　（カンガエルーネット共同運営）

*古賀真子　（NPO 法人コンシューマネット・ジャパン
　　　　　　　理事長）

　栗原　敦　（MMR被害児を救援する会事務局長）

　黒部信一　（総合小児科医）

　酒井智子　（子宮頸がんワクチン
　　　　　　　被害者連絡会埼玉県支部副代表）

　高木泰子　（小児科医）

　藤井俊介　（元全国予防接種被害者の会事務局長）

　堀口貞夫　（産婦人科医）

　松田亮子　（養護教員）

　毛利子来　（小児科医）

*母里啓子　（元国立公衆衛生院疫学部感染症室長）

*本書企画・編集は青野、古賀、母里が担当した。

新・予防接種へ行く前に　改訂新装版

ワクチントーク全国　編

装幀・デザイン　高橋潤子
本文写真　吉谷和加子
組版　エディマン
印刷・製本　株式会社渋谷文泉閣

発行人　中田　毅
発行所　㈱ジャパンマシニスト社
〒160-0008 東京都新宿区三栄町 9
TEL.0120-965-344
http://www.japama.jp/
振替　00120-2-47664

2015 年 1 月 25 日初版第 1 刷発行
2015 年 11 月 1 日初版第 2 刷発行

乱丁・落丁本は、ご面倒ですが小社宛てご送付ください。
送料小社負担にてお取り替えいたします。

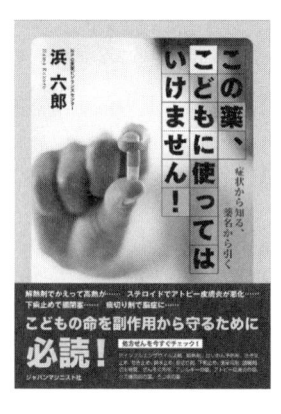
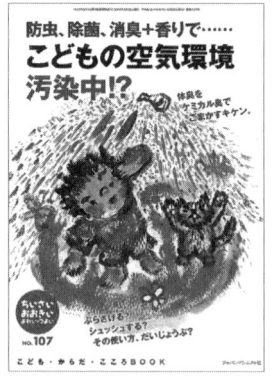